本书获复旦大学社会发展与公共政策学院科研发展基金资助

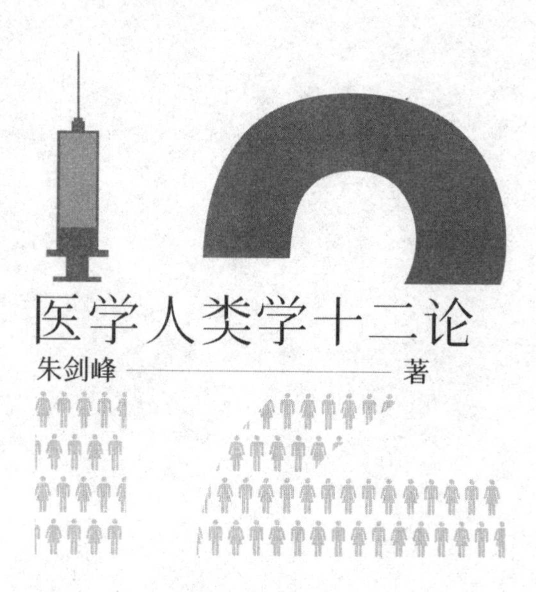

医学人类学十二论

朱剑峰 著

上海教育出版社
SHANGHAI EDUCATIONAL
PUBLISHING HOUSE

前言

每当我的老同事、老朋友潘天舒老师一次次的催促，希望我写一本有关医学人类学的著作时，我总是诚惶诚恐，心境忐忑，迟迟不敢落笔。

虽然自2001年正式步入医学人类学的领域至今也有二十余年时间了，但是在博大精深的医学人类学面前，我觉得自己依然是个学生，每天都在吮吸着她的营养，并不断丰富着日新月异的民族志数据。这种体验是奇妙的，这也是我坚定自己学术道路的激情所在。希望通过这本书能把自己研究的点滴心得和感悟与读者分享。

当我把自己的"十二论"放在一起，试图用什么主线穿起来的时候，我发现自己真的是一个彻头彻尾的"反结构主义"者，这大概是因为我研究生修习过程中受了德勒兹块茎(rhizome)比喻的影响。"十二论"的组合很难找出明显的组织结构，也难以用线性发展、树形导图去框架，更无法追根溯源。或许我在潜意识中就一直贯彻着"生成中"(becoming)的哲学实践吧。为了使那些对"系统""结构"痴迷的读者不轻易放弃本书的阅读，也应我的编辑储德天老师的要求，我还是决定稍微梳理一下自己这十二论的一个内在联系。每一论的初稿都是按照学术论文的写作方式进行的，所以读者可以自行选择自己感兴趣的主题切入，无需按部就班，依序而行。

本书共分为三大部分，其中第一部分是对于医学人类学和日常生活关联、重要概念和相关理论前沿的一些综述。医学人类学根植于我们每个人的日常生活，贯穿生命历程生、老、病、死各个阶段，因此，它中间任何一个课题都和我们息息相关。正是它接地气的研究风格，才使得我的学习研究兴趣从未消退，因此我在第一论就提出了医学人类学和日常生活的关系，希望能够用生命历程简单概括医学人类学中大的主题。如果说医学人类学事关我们每一个人，那它对医疗健康领域的知识生产同样是重要的。在欧美国家，医学人类学的发展很大程度上也顺应了医学教育的需求。大多数临床医生和从事医学教育的学者都明白仅仅培养技术性而缺乏文化素养的医生是不够的，这也是为什么"文化"和"文化能力"这两个概念能够被国际一流大学医学院迅速捕捉，并列入专业培养方案的原因，这也同样给予医学人类学进入医疗健康领域一个契机。然而作为人类学专业的训练，我们对"文化"的理解同样有自己的学科背景；对于其他专业的理解，我们会从自己专业的层面进行批判的分析。本书的第二论就是我以自己作为人类学授课老师的经历，从理论上探讨目前医学人文教育中对"文化素养"和"文化能力"培养实践中所映射出的文化预设。医学专业学生培养，是其医学知识生产的重要环节；反思在医学教育领域中对"文化"的融入，是医学人类学对医学不可或缺的贡献。同时这种从一线教学中获得的经验性数据也丰富并挑战了人类学领域中相关的"文化"理论。大数据时代下，大家普遍会对经典的民族志研究方法产生怀疑，因为民族志田野研究耗时耗力，"样本"少，好像很难和大样本量的研究抗衡。但是医学人类学并没有灭亡，相反呈现出越加暗自繁荣迹象，很多医学人类学者经常被邀请参加一些政府、国际组织的项目中去，和卫生领域专家进行合作，那么人类学者到底能够如何在这些合作研究中贡献到医学健康领域的知识生产，并解决现实的问题呢？本书第三论，我就是以自己前些年参与的精神卫生和心理健康领域中一些政府项目为例,来详细解答这个疑问。这也是我多年在复旦大学从事研究始终被困扰的一个问题。这一论的学理基础是探讨“纯理论”和“应用”,“研究者”和“应用者”的二元两分的历史和局限性。从知识生产的角度上讲,作为人类学者我们在田野里的站位是什么?如何处理自己和被研究对象、其他合作研究者的关系?合作研究的方法论基础是什么?当然最直接的,我还是想看到自己的研究起到了一定的作用。我不能说通过这一论就解决了这个问题,我仅仅为了理顺自己的思路,并抛砖引玉,希望能够有更多的学者参与讨论,未来做更多的有社会责任感的研究。如果说第一部分的前三论,围绕的是人类学长久以来一直存在的概念和方法论的问题,那么第一部分的最后两论则是我自己在研究生求学期间关注和所受训练的重点,即科学技术研究(STS)与医学人类学的交叉领域。第四论的写作初稿成文于 2008 年“三聚氰胺奶粉事件”突发之际,那个时候的我刚刚从母校明尼苏达大学毕业,来到复旦大学,我立刻想到了拉图尔的行动者网络理论(ANT)完全可以探讨不同的行动者,而且三聚氰胺的行动力充分证明任何科学都是一种实践,没有任何所谓的放之四海而皆准的客体存在。但是因为时间的关系,我无法开展充分的民族志研究,所幸的是我自己的父亲就是在河南省化学研究所长年从事分析测试的专家,他立刻帮我解开了这个过程中的测试“黑箱”,我才明白蛋白检测实际操作过程中的具体细节。借助这些天然优势,我撰写了第四论的内容(当年我邀请他作为论文第二作者的合作形式被他婉拒了)。时至今日,父亲已经退休多年,当时所用的国家标准也已经改变,拉图尔的理论也从完全陌生变成当下流行的热议。再读此文,我知道有很多不足之处。如果借助当代人类学的另一个概念——突现(emergence),我想用这种看上去并非经典民族志研究的论文来邀请读者思考我们应该如何研究这些类似的、由于技术革新介入而产生的突现事件和突现的生命形态。第一部分最后一论是我预判未来人类学的热点——多物种民族志。可能是我不停地从事跨界研究的结果，我从不喜欢学科的"边界"，更加不解所谓的从法学到人类学，从政治人类学到医学人类学，从医学人类学到性别研究、科学技术研究。或许是我很容易对新东西抱有好奇心，我总是会批判地看待一个所谓的"领域"边界，也总不遗余力地对习以为常的"边界"进行解构，并沿着历史的建构路径进行批判性分析，然后探讨新的可能性。医学人类学最具有跨界的潜力，因为对健康和疾病的研究，注定了如果只看社会性、文化性而忽视生物性将必然失败。近年来国际人类学界里"本体论转向"也是一部分人类学者对文化与自然分割困境的一种回应。但我不认为对这些理论问题的反思只有"本体论转向"一条路径，它也只是人类学多样理论中的一个分支，有自己的学术谱系和社会关怀。而我深受以哈拉维为代表的后现代女权主义的影响，对看似高大上的抽象理论总要敬而远之，我们认为无论是社会科学理论还是自然科学理论，没有什么普世的真理，理论必须还原到具体的情境中去讨论才有意义。这也是我之所以要倡导民族志而非直接去讨论"本体论转向"的初衷。本体论是抽象的，而民族志是具体的、鲜活的，是情景化的，是可以对世界的复杂性进行阐述的，当然更是人类学安身立命之本。所以我选择了几乎是与"本体论转向"同时兴起的"多物种民族志"参与讨论。与此同时，近年来一次次全球性的公共卫生危机，从非典、禽流感，到埃博拉出血热，再到当下的新型冠状肺炎，非人类的主体一次次闯入我们的日常生活，和我们的生命、健康紧密相连，这就需要医学人类学能够更加关注自我和"他者"的"共存关系"，而不是将之简单割裂，这就是多物种民族志开启的研究路径。第五论中，我将多物种民族志的兴起脉络进行了梳理，特别把我钟爱的哈拉维的近作《与麻烦同在》和为数不多的多物种民族志结合起来进行解析。我衷心希望不久的将来，能够有更多优秀的多物种民族志产生。多物种民族志的从事是需要勇气和底气的：要有敢于探索的勇气，更要和自己所研究的物种具有专业对话的底气。跨界的生物学训练我认为是当代人类学者必需的。丰富自己的生物学知识是开展多物种民族志研究的前提。所以也请各位有志于此的学者，在做“多物种”声明之前，先让自己具备与研究对象进行专业交流的底气。其实不仅仅是多物种民族志研究，我们做医学人类学的如果对自己研究的医学知识和医学技术一无所知，又怎么能顺利进入田野，成为“民族志工作者”呢？

尽管我主张在研究室保持开放的心态和跨界合作的思维，我仍然认为专注一个相对聚焦的主题和领域是必须的，因为医学本身涉及范围就广。作为一个人类学者，要想拥有与医学同行进行交流的底气，必须钻研医学知识，阅读医学杂志相关论文。我的学术谱系将我定位于生殖和生殖技术的研究中。在本书的第二部分，我将聚焦自己熟悉的领域，分四论来向读者展现生殖和生殖技术研究领域中的累累硕果。第六论是一个有关生殖和生殖技术在人类学研究领域发展的综述。对生殖的研究是人类学传统的命题之一，对生殖文化的研究会贡献于仪式、亲属制度研究这些理论领域，但在很多老一代人类学者眼里，它始终不是能够产生“大思想”的地方。20 世纪 90 年代，在一批女权主义学者的推动下，生殖领域成为包括人类学等诸多社会科学领域中理论和经验研究的中心。生殖不仅成为研究社会生活的切入点，而且和生物权力紧密相连，成为国家治理过程中不可或缺的重要环节。同时新生殖技术的应用拓展了对生殖进行研究的传统人类学思路，使其与最前沿的科学技术研究领域线交叉，成为当下医学人类学界名副其实的一片“沃土”。本论主要梳理了生殖及生殖技术研究的理论路径和最新发展，也特别提出了该主题的未来发展方向。紧接着的两论中，我进一步聚焦两种生殖技术，辅助生殖技术（也就是我们平时所熟悉的试管婴儿技术）和选择性生殖技术（也就是通过产前或胚胎植入前的基因检测对母体体内的胎儿进行筛选的技术）。其中第七论，我还特别引入哈拉维的赛博概念和由此而衍生出的赛博女权主义理论，这也是多年来我学术灵感的来源之一。我对哈拉维著作的阅读和热爱是我研究生时代被当时我的导师卡兰-苏·陶西格（Karan-Sue Taussig）和同学们带动的，作为当时明尼苏达大学人类学系唯一的中国留学生，我时常会迷失在当时很多美国同学讨论时所涉及的文化符号中，其中最让我头疼的就是哈拉维的著作。她不仅仅生物学出身，而且她是科幻小说迷，所以她的论文中涉及非常多的科幻小说。正如她自己在一次采访的时候所说，科幻小说是她灵感的来源。但是对于一个生长在20世纪80年代的中国学生想要弄明白这里的前因后果、所指向的比喻，谈何容易。在我导师和同学的帮助和鼓励下，我开启了恶补美国科幻文化的旅程。多年后，当我一遍遍阅读哈拉维的理论，我越来越意识到她的哲学思想在探讨当代科学、技术和生命中的精妙之处，是哈拉维让我迷恋上了科学技术研究，也是哈拉维让我领略到赛博女权主义革命性的批判力量，并时刻提醒自己要用包容之心从事有责任感的研究。因此在第七论中我重点推介了她的《赛博宣言》，这不仅仅是她早期对当时女权主义理论的反思和发展，更是她后期一系列重要思想的基石。在这一论中我把使用新生殖技术产生的试管婴儿对传统亲属关系的挑战，对自然/文化二分的挑战从赛博的角度加以解读，希望通过对这种类似杂交体的主体存在的讨论批判身份政治以及既有边界。在此，我特别想指出的是，医学人类学不是医学的从属，尽管流派甚多，它最终不可能完全脱离人类学很多经典论题，比如主体性、亲属制度、权力关系。生殖和生殖技术的医学人类学研究不是简单探讨一些伦理和法律问题，这些研究也必须贡献于人类学自己的学科关怀。第八论的产前基因检测属于选择性生殖技术，就是在整个怀孕过程中，对尚在母体中的胎儿进行各种监护，一旦发现有“不正常”或者“不健康”的情况出现，可以通过宫内干预或者流产各种手段对于胎儿进行选择。这种对胎儿“质量”的检测，随着各种基因技术的发展，变得越来越便宜，越来越方便。但是因为各种检测的不确定性，给很多父母带来了焦虑和紧张。不仅如此，这些技术使用的常规化也使得生命的“正常”和“不正常”的界限变得越来越模糊。在整个过程中，准父母和临床医生都时时刻刻要做出“选择”并合理化选择的依据。如何解读这些已经被日常化、程式化的选择性生殖技术，在第八论中，我评述了近年出现的比较优秀的民族志研究，并希望对我国相关问题具有一定的借鉴意义。当下很多人都认为高科技将成为现代化医学未来的唯一走向，社会科学家更有责任用自己的研究时刻提醒读者，高科技不是一个简单解决各种社会问题的手段和工具。科技和社会的关系不是割裂的，科技的行动力不仅可以适应所处的文化，也同时能够和其他行动者一起创造新的文化。只有共存的生态得以形成，科技才能真正融入我们的社会生活网络之中。本书第二部分最后一论，我就用自己 2014 年发表在《当代人类学》(*Current Anthropology*)杂志上的论文中译，意在展示给大家如何使用自己的民族志研究数据贡献到对医学人类学理论框架和重点概念“潜力”的学术讨论之中。这一论的原始英文稿是我博士论文的一章内容，后应导师之邀，参加了温纳-格伦基金会（The Wenner-Gren Foundation）赞助的写作工作坊。我记得那是2011年的秋天，10月的我已有四个多月的身孕，导师还是鼓励我参加这次难得的医学人类学工作坊。大概因为我是研究生殖的女性医学人类学者，非常相信自己对身体的感觉，只身飞了10多个小时，经德国法兰克福机场转机到巴西里约热内卢，再经过一个多小时的汽车来到工作坊所在的山中。虽然长途跋涉让我身心疲惫，但作为一个刚刚起步的青年学者，第一次近距离接触这么多生殖医学人类学和医学技术人类学领域的领军人物——艾米莉·马丁、林恩·摩根、莎朗·考夫曼、蒂内·加梅尔托夫特，还有多物种民族志的奠基者和倡导者之一——麻省理工学院的人类学教授斯特凡·赫尔姆莱希，我无法掩饰自己内心的激动和兴奋，很快就全身心投入了紧张的工作坊活动中。这些学者的学术思想从此成为激励和启发着我在生殖、生殖技术领域中进行坚持不懈的动力。学术思想激荡，讨论写作活动密集，颇有挑战性的10天工作坊对于我就像重新回到了研究生时期。是他们对我无微不至的关怀、热情鼓励才使得我的论文最终得以顺利生产。当我最后交付终稿的时候也正值儿子出生百天。时至今日，他们还经常来信问候我的家庭和孩子，尤其是2020年新冠肺炎疫情初起，大家彼此遥祝平安康健。这种归属感是每个学者都渴望拥有的，我也非常幸运能够找到这个温馨的学术小家庭。这篇文章发表之后，给了我更多和国际其他同行进行交流的机会，所以在每一论中大家可能会看到这些名字频繁出现，因为不仅仅他们的作品，他们的人格魅力对我来说都影响深远。这篇文章的中译初稿是英国布里斯托大学医学人类学专业博士生刘斌娟协助翻译的，她在复旦硕士学习三年，全程参与了我第二个有关产前基因检测的研究项目，也是我最为得力的研究助手。我也衷心希望她能和我一样幸运，找到自己的学术家庭。

本书第三大部分由三论组成，分别探讨了对女性、老年人和精神疾病患者的照料问题。第十论集中介绍了女权主义理论和作品对医学的贡献。因为生物医学中最基本的"身体"概念的文化预设是男性白人，认为所有的身体都是一样的，女性只有生殖系统不同，其他部分都是一样的。但这种文化预设在医疗实践的弊端就是直接导致了很多诊断治疗上的"盲点"。因为女性和男性同样疾病的临床表现可能是不同的，他们也有不同的疾痛陈述方法。缺少性别视角的医学是不够的，甚至会造成伤害，而这种伤害也不仅仅针对女性，对于男性也同样会有"盲点"（比如男性的骨质疏松问题）。这一论我希望在倡导性别医学的同时，也能够让更多的读者对于性别理论有更深层的理解，不要将其庸俗化。与此相反，第十一论转向另一个近几年来受到高度重视的群体——老年失智症患者。如何对这群老年人进行照料？很多领域的专家都提出了自己的建议来解决一些实际操作问题。医学人类学家的研究不仅仅从自身经验出发来讲述"照料"的故事，而且也从哲学的角度探讨主体性的问题和从方法论角度探讨如何研究那些无法与外界进行沟通的主体的方法问题。这是非常重要的，因为除了老年失智症患者，还有许多这样的群体，比如自闭症患者、严重的精神疾病患者。医学人类学主张从局内人的观点来理解研究对象身处的日常生活世界，但以往传统的访谈法是远远不够的，我们所面临的挑战就是要用不断反思自己对正常认知的预设和其局限性，探索其他潜在的沟通方式与照料"空间"，这也是医学人类学在认知领域的重要课题。最后一论，是 2013 年，我的同事于海老师在《中华人民共和国精神卫生法》实施之际，接受上海某区政府的委托，调查社区中重性精神疾病患者的家庭情况并帮助政府解决一些照管的难题，我和潘天舒老师也有幸应邀参与调研团队。这是我第一次从政府的视角来理解精神疾病患者的照料问题，我发现了“管”的文化在所涉各方都有体现。政府的“管”、家庭的“管”，包括精神疾病患者本人，因此这种兼具照护和控制为一身的“管”渗透在我们研究对象的日常生活中。医学人类学的训练让我对语言有着特别的敏感度，在整理数据的过程中能够敏锐地捕捉到相关信息，并以此为轴心，开展论述。我的初衷是想用批判的视角分析上海现行的对精神疾病患者的管理办法，虽然设计者的初衷是更好地服务患者家庭的同时确保社会稳定和安全，但是在实施过程中却因为各种不同的实际情况而显得力不从心。精神疾病患者的主体性是缺失的，但是我也描述了不同的家庭有不同的策略来保护患者的隐私，同时兼顾接受政府监管和享受各种社会支持服务。这篇文章是集体创作的结晶，尽管最后我执笔写了论文，但是在整个项目的过程中，潘天舒老师、于海老师都走在调查田野的第一线。我还记得那个夏天上海热得出奇，有十几个40摄氏度的高温天气，我们和研究生们一起穿梭在几个街道的数个小区，进行访谈。写作过程中，我有数次想搁笔，但是想到各位老师的研究热情和付出，我坚持写完了英文稿件，后发表在《文化、医学和精神病学》(*Culture*, *Medicine*, *and Psychiatry*)杂志上。这次翻译书稿的过程中，我仿佛回到了当时，一场场焦点小组访谈历历在目，一个个病患家庭故事仍旧鲜活如初。我用这一论结束了这本书，意在倡导年轻学者们不要急于上升到所谓的“理论抽象”，也不要有“理论焦虑”，更不要进行无谓的爆炸式的“理论包装”，而是必须根植于扎实的民族志田野研究。医学人类学的理论尤其不应该脱离田野的情景，而是源于经验数据，用我们擅长的深描丰富大家对习以为常的世界进行解释，也只有这样我们才能产生出实实在在有意义的理论。

医学人类学色彩纷呈，流派众多，它的学术活力在于开放性、包容性和反思性。仓促成书，只希望能够抛砖引玉，吸引更多读者关注医学人类学的发展和从事医学人类学研究。我特别感谢潘天舒老师和储德天老师给予的这个机会让我将自己前一段学术思考进行回顾、梳理和总结。同时谨以此书献给学界各位一直支持鼓励我前行的同行师友。也请各位读者不吝赐教。

朱剑峰　于国年书舍
2021 年 9 月

目录

第一部分

第二部分

第三部分

第一部分

第一论　日常生活与生老病死：人类学视野下的生物医学

生、老、病、死是生命历程中重要事件，是每个人都必须面对(既要面对自己的，又要面对他人的)的重大问题。对于个体生命来说，它们是生命历程中的“有限次事件”；对于整个人类而言，它们则是时刻都在发生的“常态”。这些“日常事件”的发生越来越与“医学”相连，成为医学人类学关注的主题。20世纪80年代，随着计算机技术突破性的发展，人类进入信息社会时代。断层扫描、核磁共振、生物工程、基因工程技术……几乎是在一夜间大举闯入医学领域。现代生物医学对这些先进技术的依赖性越来越强，即使中医也无法抵挡先进技术的强大诱惑力。现代尖端技术的应用极大地改变了传统的医学活动模式乃至我们的“日常生活”，同时也深刻地影响着医学人类学家的思维模式。从这个意义上讲，是现代科学技术催生了现代医学人类学。医学(尤其是西医)本来就一直以自然科学自诩，现代科学技术的渗透更加剧了这种“去文化”思维形态。于是，这就成为现代医学人类学家倍加关注的新焦点。本文尝试从现代医学人类学的视角审视与分析人类生命历程中的“日常事件”与医学(特别是现代生物医学)的关系，进而剖析医学的文化属性。

医学人类学者不仅从事学术研究，还积极从事与身体文化健康有关的各项社会活动，并时常为知名报纸杂志的健康科技文化专栏撰稿，向社会传播医学人类学的观点与主张。很多人的研究理论虽深奥，但绝不乏幽默和鲜活的生活气息，更重要的是他们对当代人类生命质量的由衷关怀和对不同文化的人文尊重，这些都是人类学学科训练出的特有素质。当前在我国，尚有为数不少的学生、学者对医学人类学的理解还仅仅局限于“民族学”和“体质人类学”的框架。虽然民族医学的研究是医学人类学中的重要分支之一，但是笔者从业以来，发现很多人一谈及“文化”就局限在所谓的“传统文化”的论述中，强化了传统与现代的区别。随着中医等民族医学纷纷申请并被列为“非物质文化遗产”，这虽具有现实的政治经济意义，但是我们没有意识到被我们忽视的恰恰是被传统所掩盖的现代医学文化。西医，抑或生物医学，长期以来被世人奉为神圣的“科学领域”，它所呈现的是不夹杂丝毫主观“文化”色彩的纯客观规律。正是这种去文化的神圣感使很多人文学者在医学、医生面前自惭形秽，失去了批判的精神。而现代医学人类学的发展却给我们展现了西医的“文化性”和“地方性”，让我们深入地了解到生物医学所处的社会背景。它和众多民族医学一样也是一种地方性的知识，也是一种文化；和其他医学体系一样，它有自己生根发芽成长的土壤，我们要学会用人文的眼光去理解它、批判它和欣赏它。

日常生活与生命事件

对日常生活的研究近年来成为不同社会科学领域中关注的焦点之一。这一趋势可以追溯到美国20世纪六七十年代的现象学、常人方法论和象征性的互动主义研究。笔者对日常生活的思考主要得益于两位学者的著作。一位是亨利·列斐伏尔(Henri Lefebver)，在他的《日常生活批判》(*Critique of Everyday Life*)中，他认为日常生活包含着细小的、被不断重复的例行常事，通过对这些常事的研究可以更深刻地解释资本主义社会的现实，而日常生活的不平凡之处却在于普通人被日常生活所占领，也正是在日常生活中，资本主义制度得以生存并不断地被复制。而米歇尔·德·塞都（Michel de Certeau 2002）则强调日常生活中“消费”活动的创造性和生产性。在他看来，普通人的日常生活中并非仅仅“消费”由权力机构固化和强加的外部环境成品，他们种种实践活动无时无刻不体现出个体的主观能动性。无论对日常生活的理解有多么不同，社会学界内对日常生活的论述将我们的目光从高高在上的权重人物和机构转到了对普通人生活的考察。这种关注恰恰和人类学界中长期考察某一文化群体的每一个体的田野调查方法论相吻合。在人类学领域内研究日常生活意味着研究那些看上去琐碎的、微不足道甚至无聊的小事，老百姓的本土话语、生存智慧和日常实践。然而日常生活到底包括什么？什么人是普通人？这些看似透明简单的概念，在我们应用时却展现出了复杂的一面。笔者不想就此展开理论上的论述，但是想要指出的是，像人类学其他概念和理论分析工具一样，普通人的日常生活并非一成不变，在这个变化之中，生物医学技术起了不可替代的作用。医学技术（如人类基因组工程）通过市场商业化运作得以普及，可筛查防治原本难以想象或者遥不可及的疾病，因此健康检测变为了与我们终日为伴的日常生活的一部分。这些医疗技术带来的不仅仅是人们健康实践的变化，也带来了修辞话语体系的变更。这些在笔者看来是医学人类学必须关注的日常生活的重要组成部分。笔者希望通过对医学人类学与日常生活的关系的论述，比如通过展示流行文化中的医学问题和探讨日常养生问题，让人们意识到该学科的现代生机，吸引更多的人从事这一领域的工作。医学人类学的研究涉及个人生活的方方面面。下文将沿用中国本土对生命过程的理解，即把生（如现代生殖技术的应用)老(如老年痴呆症的护理)病(如过度医疗化的副作用)死(如器官移植和脑死亡的文化接受)作为简述的框架,通过扼要综述并以平时对生活的观察为例,对当下大众文化和日常生活中所映射出的医学人类学问题进行一个简要的分析。

当然,笔者也清楚地意识到虽然生命的过程可以用生老病死来作为写作的框架来概括,但是我们必须面对的生老病死中任何一个事件都是不平凡的,都是非常态下的经历。吉尔·德勒兹(Deleuze 2004)对日常生活中的“重复”(repetition)和“不同”(difference)的哲学论述指出,事件(events)并不是简单地映射周边的环境结构,而是使身处更为广阔的聚合中的某些关系得以实现。在他看来并不常规的事件是突变显现的关键场所(critical site of emergence),而这些突变的显现不仅仅反映了当下而且也包含了未来趋势。从这个意义上讲,生老病死作为一个生命的过程贯穿于我们的日常生活之中,同时生老病死各个事件也是非持续、非常态的突变显现。尤其是医学领域内各种生物技术的发展和扩张,加速了新的生命形式的突现(emergence),比如试管婴儿、代孕妈妈、借助呼吸机生存而脑死亡的活体等。这种新的生命形式突现集物质和符号为一体。人类学家迈克尔·费歇尔(Fischer 2005)指出,分子生物学的发展使我们对生命的理解更加物质化和符号化。如何理论化这些新的突现的生命形式以及他们背后所隐含的文化机制?如何使用前人所提供的文化分析工具使得人类学理论得以传承?又如何产生新的理论框架?这些都是在突变成为常态的当代社会中人类学必须探究的问题。在笔者看来,用生老病死作为介绍医学人类学的框架,其目的并不在于重归经典人类学中对人类社会所谓文化规律的探寻,或对社会未来的预见,因为这种期待本身并未逃脱现代主义对秩序的渴求和制造。这个框架是一种对日常生活和非常态突现的融合和协商。在新的生命形式突现的生物资本(biocapital)、生物政治(biopolitical)时代,希望这个框架能够引起读者对一直以来我们习以为常的“永恒的”“自然的”生命现象和生命历程的反思和探讨。

生　育

生育文化在不同社会文化政治背景中的具体表现形态各异,而人类学家将“再生产”(reproduction)作为重要的分析工具来深入探讨由此反映出来的相关的权力、性别和性(sex and sexuality)等文化现象背后的政治理论。在人类学常人视角的影响下,民族志研究通常是倾向聆听女性的声音,记录女性生育的亲身体验,挖掘本土知识和信仰体系中有关生殖健康的信息,来比较不同文化中对某些重要生殖理念的不同认知以及因此而引发的不同生育实践,比如流产与人权、母体与胎儿等关系。而在医学人类学领域,以埃米莉·马丁(Emily Martin)为代表的象征主义人类学学派对生物医学知识体系中女性生殖系统的描述采用比喻的诠释(比如射精一词潜含的隐喻是男性的攻击性和主动性,这一点往往为我们所忽视,我们对这些沉睡的隐喻早已习以为常,而不加深究),来探讨科学生育的文化含义,进而揭示医学知识本身的政治性和社会性。当然,对于医学人类学者来讲,文化解释不仅仅限于成文的符号解读,他们特别关注在现代生物医学的渗入过程中,不同国家和地区女性和男性对各种生殖技术的采用、接受和抗拒的现状及其引起的各种复杂社会问题。在雷纳·瑞普(Rayna Rapp 1999)对美国女性羊水穿刺检验的民族志研究的激发下,2003 年笔者开始自己的博士论文田野研究,就发现在我国优生优育政策的引导下，城市中的育龄女性都必须面对围产保健体系中的许多身体检查，而孕期女性和医生对各项检查有着不同的解释和实践。笔者在论文中专章记录了围绕母血筛查产生的很多故事。筛查和诊断性的检查最本质的不同在于，前者无法给出明确的诊断结果，只是给出风险存在的可能性，而由于医患沟通的种种误区，致使很多准妈妈在做该项筛查前后都陷入了莫名的紧张和无限的烦恼。孕育生命的过程在围产保健带来的新生育技术的介入下，显得尤为复杂。本来是“自然”的生理过程，一下子变得如此“不自然”，而伴随这一“自然/不自然”孕程产生的是新一代母亲。她们一方面经历着“痛并快乐着”的过程，另一方面也逐步成长为一个不同于以前的主体（所谓 becoming a mother）。有关生育和生育技术的医学人类学研究，本书第六论将专题论述，此处不再赘言。

死　亡

与生育相对应的生命的另一极是死亡。死亡，这一并非为日常生活惯例的实践，是医学人类学领域内不可或缺的重要组成部分。不同文化有着不同祭奠亡灵的仪式和悲痛的文化意义。在现代化的进程中，随着生物医学与科技的发展，对死亡的认知及其伴随而至的“超脱凡世”的信念也逐步从神圣的领域中解放出来，变得世俗化。作为这种变化的一部分，从 19 世纪中期开始，死亡变成了一个医学事件，宣布死亡的权力和职责也随之落在了医生和医疗机构身上。在这个世俗化的过程中，对死亡的界定赋予了生命另外一种意义。这种意义将生命视为生物体，以往的“灵魂”（spirit）也被理性的自省的“心智”（mind）所代替。生命的生物性得到了进一步的强化。个体生命历程也被有限的生物时间所界定。在这种情境中，生命意义的前提便是生物时间的延长。生物医学技术的进步，使得线性生命周期得以延续，但同时延长的也是死亡过程。呼吸机的发明和使用使得活着的个体和最终死亡的界限变得更加模糊不清。重病监护室中就存在着许多这种濒于生死之间的个体。医学人类学家们从20世纪90年代起，便开始了对脑死亡和器官移植的关注，其中最具代表性的是玛格丽特·劳克(Margaret Lock 2001)在日本做的脑死亡民族志研究，南希·谢普-休斯(Nancy Scheper-Hughs 2006)带领其研究生们在全球范围内展开的伯克利器官监查项目(Berkeley Organs Watch project)，余成普在中国所做的后移植生活的研究。这些精致的民族志不仅仅揭示了死亡和器官移植技术所隐含的文化意义，也又一次证明了我们平时习以为常的诸如死亡、器官、人体等隶属于自然生物范畴的概念是如此不"自然"，且时时刻刻被社会政治文化等结构性因素塑造着。

在很多文化背景下，普通人的日常生活中，死亡的话题是沉重的，甚至是被有意回避的。对死亡的讨论在流行文化大众媒体中却并不少见。在很多文学作品中，死亡和爱情一样也成为一个永恒的话题。《姐姐的守护者》，这部2009年根据同名小说改编的美国电影描述了身患白血病的凯特和她一家人悲欢离合的故事，其中凸显的主题是凯特的妹妹安娜为追求"医疗解放"(medical emancipation)而发动的一场民事诉讼。安娜是父母通过基因技术"制造"出的与凯特基因完美配型的小女儿。正如片头妹妹自白所述，她从出生就是被"设计出品"(engineered)的，她生命存在的目的和价值似乎仅仅是为了捐献肾脏，拯救姐姐。11年来，安娜源源不断地将自己的脐带血、白细胞、肝细胞、骨髓提供给自己的同胞姐姐凯特。但是面对着情况日益恶化的凯特,全家人开始对母亲孤注一掷的拯救行动产生了质疑和矛盾。当母亲再一次要求安娜为姐姐捐出自己一个肾脏的时候,安娜出乎意料地提起了诉讼,要求对自己的身体有"决定权"。她找到律师并把母亲告上法庭,她要捍卫自己对自己身体的所有权和支配权。影片最后展示了,安娜的诉讼决定是迫于凯特的请求作出的。影片中所涉及的医学伦理问题发人深省。这些伦理问题包括基因工程"造人"计划的合理合法性,器官移植中不同个体生命的平等性,对癌症患者的终极关怀,生命终止的权力,等等。但是对于人类学者,我们更多看到的是西方文化中——特别是生物医学中——人们对"身体"的理解,这一点集中体现在安娜对自己身体权力的诉讼中。从律师的讼词和她自己的陈述,我们常常听到的"医学解放"即是未成年人对自己身体的权力不受父母的限制。随着现代医疗科技的迅猛发展,人类对自身了解增加,各种与身体相关的问题也日益显现,"我和我的身体到底是什么样的关系?""我拥有我的身体吗?""我对我的身体有什么样的权力?"抑或"我就是我的身体"? 影片中安娜的诉讼举动以及最终裁定结果就说明了美国的主流文化认为身体可以作为一种客体而存在,"我"对自己的身体拥有法律上的权力。这种"意识"和"身体"、"主观"和"客观"的分离是西方笛卡尔哲学传统的传承。2005 年,笔者对中国女性和美国女性在生育文化差异所做的田野研究也清晰地显示了这种对"身体"的理解。美国女性在中国医院生产时,最不满意的地方是自己对身体的"失控","医生从不告诉我到底发生了什么,我对自己的身体彻底失去了控制,他们做什么也不告诉我"。而中国女性的陈述中却鲜有如是论调。中国女性更多的是对"医生、护士态度"的抱怨,而从不提及"对自己身体的控制"。身体作为客体被拥有、支配、买卖,这一方面方便了生物医学中相关技术(比如器官移植手术)的发展,另一方面随着生物医学知识和科技的发展又强化了人们对自己身体作为客体的理解。这种文化的解释借助于“科学”的力量将逐步深入我们的日常生活,塑造着我们习以为常“社会现实”。更重要的是,它们成为国家权力控制的意识基础,标示着身体政治时代的到来。随着身体政治的出现,一方面国家层面上更加注重对人口整体的把握和控制;另一方面个体对自己的身体健康极度关注,时时、处处生活在健康/不健康、正常/非正常的张力中。总而言之,对身体的控制也包括对自己生命的掌控。影片中,凯特最终按照自己的意志选择了放弃治疗、结束生命。她平静地离去了,其他人的生活还继续着,只是在每年凯特离去的那一天,一家人在美丽的蒙塔纳湖边寄托着哀思。我们在对生命脆弱感叹的同时,也不禁暗暗赞同凯特的选择。在这一点上,凯特和安娜有着共同之处,都追求着对自己身体和生命控制的权利。从医学人类学的角度审视这一现象时,我们看到更多的适合其所处的社会文化的情景,比如新自由资本主义影响下的美国个体主义的表达。

疾病与疾痛

医学人类学对疾病研究的范围非常宽泛,远远超出了本文篇幅限制。笔者在此只想就人类学对疾病文化研究流派中的解释医学人类学进行简单的梳理。20 世纪 70 年代医学人类学家拜伦·古德(Byron Good)在伊朗作研究时候,使用了语义网络(semantic networks)这一概念来理论化人们用于描述身体疾痛时所用的语言。他注意到,伊朗大众流行医学知识受到了希腊伽林医学和经典伊斯兰传统的影响。古德(1977)认为,人们在日常生活中用来描述某种症状的词汇是一系列体验和感知的表达，这种表达使得物理意义的感觉、道德秩序和社会性事件紧密不可分割。古德记录了在伊朗普遍流行的一种疾病名称——“心痛”（heart distress），其物理症状是不规律的心跳、心脏的压迫感和焦虑。这种疾病大多是自我诊断得出，患者多为妇女和老人。通过对患者的专访，古德展示了与此疾病相关的复杂的语义网络。这些网络的共同之处在于：其一，女性担心服用避孕药物的副作用；其二，日常生活对他们产生压力。由此，古德认为“心痛”病不是简单的个体问题，而是对个体对社会问题所造成的苦难给予了合法的表达。古德的这个研究开创了解释医学人类学研究的先河。对意义的追求是“解释医学人类学”中的核心，该理论流派承袭了六七十年代美国人类学界语义符号象征分析的传统，同时与其他医学人类学家所做的一样，在不同文化的医疗体系中对“病症的意义”（meaning of symptom）继续进行民族志田野研究。凯博文（Arthur Kleinman 一译阿瑟·克莱曼）在其著作《疾痛的故事》（*The Illness Nanratives*）中指出的 illness 和 disease 的区别。“疾病”（disease）是生物医学界对非正常的生理现象的命名，而“疾痛”（illness）的概念代表的则是从病人及其家属等广泛社会关系网络的视角看他们随时都要直面病症及其带来的不便。这种概念的区分意义之一在于将处于生物医学系统中的患者从“物化”（objectified）的客体状态下解放出来，使其声音得以重视并获治疗的价值。书中的“疾痛”主要集中在长期有慢性病的患者。与其他疾病不同，慢性病很难治愈，患者必须和疾病长期共存。因此，对疾痛的文化解读便显得至关重要。医学人类学家深信由于疾痛的意义产生于各种社会相互交换的关系中，对意义的研究必将同时帮助到患者、家属和医护人员，起到增强医疗效果的作用。对“意义”的排斥是生物医学界的极端物质和机械化所致。

让我们再一次回顾《姐姐的守护者》这部影片，它大篇幅展示出的是白血病患者凯特在生命的最后阶段对自己生活的回忆和对死亡的理解。除此之外，凯特母亲莎拉的种种言行淋漓尽致地展现了现代社会中人们对癌症的理解。莎拉对待爱女的病痛，态度异常明确，“战斗”！人们通常用“入侵”的“外敌”来比喻癌症。为了抵抗外敌入侵，患者要不惜一切地勇敢奋战。莎拉对凯特的爱恰恰表现在她对癌症的征服欲望，采用最尖端的医疗科技，不轻言失败。我们在感动、同情之余，却不禁要问，现代医学对癌症和其他疾病的认知是不是在某种意义上限制了我们对生命的理解，我们是不是极端追求“正常”“健康”的状态，在“无常是常态”的现代生活中，我们对秩序的制造和再造不恰恰将许多无序和无常遗漏，甚至是有意排斥在系统外吗？而潜藏在我们日常生活中的语言，尤其是隐喻的应用正是塑造并限制我们对疾病理解的最重要的因素。上文所提及的医学人类学者埃米莉·马丁的研究向我们展示了在“客观的”“科学的”现代医学文献中，对女性生殖系统描述中所使用的沉睡的隐喻。马丁的另外一本著作名为《灵活的身体：从小儿麻痹症年代到艾滋病时代美国文化中的免疫力变迁》(*Flexible Bodies*)。该书对历史、媒体、教科书进行了分析，并对艾滋病门诊医生、患者以及免疫实验室中的研究人员等进行了访谈，论述了医学中对免疫系统的认知是如何随着时间的推移和社会经济条件的变化而变化的。在20世纪50年代，当脊髓灰质炎等多种传染性疾病高发时，公众对疾病的理解多为细菌侵入了一个相对被动的人体，各种媒体所强调的是卫生和对细菌的防御。很明显，在这些论述中有自我与他者、内与外的一个分界。这种隐喻和当时冷战时的军事国防政策不谋而合。而在当下美国后现代社会，这种对疾病和人体免疫系统的理解却在不知不觉中发生了重大的变化。艾滋病和其他慢性疾病盛行时，人体被概念化为一个积极的具有很大能动性的个体。人们能够依靠自身的力量，是因为不同的原因下产生或者不产生免疫。这种理解和后现代资本主义社会中对个体灵活性的强调相吻合。在后现代社会中，权力作用的方式从强迫式变为内化式，人们互相依赖，社会强调创新、开放边界，全球化经济合作。这些社会经济政治机制都嵌入了对疾病的理解和医疗实践中。医学人类学者再一次通过自己的研究展示了如何通过对日常生活中语言的分析，来揭示疾病以及疾病所处的现代医学体系的政治经济性和社会文化性。而对疾病的治愈不是简单的科学实验和技术创新就可以解决的，它需要整体观为指导的更为全面的社会研究和多方合作。

衰老与养生

尽管千百年来人们从未停止对长生不老的渴望和追求，“老”还是呈现出了生命中无法逆转的自然进程，作为常态而非突现贯彻于我们每个人的日常生活中。然而当今社会现代生物医学模式通过其系统的知识体系、强大的医护机构以及先进的诊疗技术直接影响着人们对“衰老”作为生命周期一个阶段的理解和日常实践。其中不可忽视的后果便是在某种程度上将衰老等同于疾病(Arthur Kleinman 1994)。没有将衰老视为正常生命历程一部分的这种理解掺杂着对老年人的歧视，同时也混淆了正常的衰老和老年疾病，并不利于我们对老年人的认知和护理。同样在这种体系中，对老年人的照料也被服务所取代。

医学人类学所有关于衰老的研究最终希望倡导的，不仅仅是从生物医学层面上对生命体的概念性界定，也不仅仅是个人对自己身体状况和能力的自我评定和认知，它涵盖着从生物医学、个体心理以及社会文化的多重角度对生命的理解。美国国立老龄化研究所社会老年学(social gerontology at the National Institute on Aging)通过20多年的研究提出三个有关衰老的命题：(1) 衰老是一种社会的、行为的和生物的交织在一起的复杂过程，并非一成不变；(2) 衰老和文化、社会经济和人口结构等因素的影响是相互的，在历史不同时期有不同的表现；(3) 衰老贯穿于生命的整个过程之中(Ory 1995)。这种对衰老"过程式"(processional)的诠释将对中老年的健康保健问题扩展至个体的整个生命过程中，对健康和疾病的探讨深入到社会的经济文化科技诸多领域内，从而把衰老从狭隘的年龄和疾病定义中解放出来，为"老年"疾病的防治和控制在认识论的层面上(即常态的衰老、健康和文化)打下了基础。医学人类学者通过他们的研究希望我们能够批判地看待生物医学模式中所谓先进的医疗技术对生命的延长、对衰老的推迟，因为这种医学模式强化的是源于西方的单一的个体主义价值体系。

医学人类学领域中对衰老的研究，不仅有上述对西方社会现代生物医学模式中老年病学和养老模式的文化批判，还有对不同文化中"衰老"意义和养老实践的描述。其中对笔者影响较大的有以下三位学者。第一位是劳伦斯·寇恩(Lawrence Cohen 2000)。关于对印度老年痴呆症的研究，其专著《印度无衰老：阿尔茨海默病，不良家庭和其他现代事务》(*No Aging in India*)中写道，对衰老的定义本身就具有地方文化的特征。当寇恩开始在印度进行研究时，他采访为老年人争取利益的社会活动家。他们告诉他，必须首先在公众心目中积极树立“老年公民”的概念，因为在印度文化中老龄除了时间流逝的意思之外没有现代社会所赋予的其他意义，记忆的丧失在印度教中甚至是一种超脱凡世的表现，根本不存在西方老年学所认为的老龄普遍需要特殊专业照顾的理解。“印度老年学最首要的问题不是去研究老龄问题，而是去创造这个问题。”(1998：88)而寇恩也很快发现老年问题制造的最终服务对象都是那些富有的、有退休金保障的人，而更多的印度老年人在相关问题中被抹去了。在印度老龄问题上的故事主线是社会的西方化和现代化所带来的大家庭的解体。在这种表述的殖民下，那些原本就没有大家庭的老年人以及贫苦的老年人便被排斥在老龄问题之外。寇恩的富有诗意的写作清晰地展现出历史阶段、宗教等对老龄的建构过程。通过比较印度和美国的经历，寇恩指出：“对于多数欧美人来讲，衰老的病理位于个体的可分离的疾病过程；而对于很多印度人来讲，衰老的病理却位于家庭关系和文化危机中。”(1998：17)衰老不仅是个体的生物性转变，它还反映了个体自我性(selfhood)被逐步剥夺的过程。因此个体的不同理解直接决定了其对衰老的经历和解读。第二位学者是玛格丽特·劳克(1994)。她在日本和美国所做的女性更年期的比较研究中观察到，尽管有医疗技术全球化的压力，日本将更年期作为医疗客体(一种荷尔蒙不足的疾病)还是受到了诸多质疑和反抗。劳克在(*Encounters with Aging*)书中提出了“本土生物学”(local biology)的概念，通过日本中年女性对自己生理经历——绝经的陈述，对西方生物学宣称的具有普遍意义的生理现象(女性更年期)进行了文化批判。最后一位是美国医学人类学者冯珠娣(Judith Farquhar)。她所从事的中国药膳(2002)和晨练(2005)的研究笔者认为最值得借鉴。她并未直接论及衰老，只是着眼于北京市市民，尤其是对中老年市民的养生活动和观念进行了深入的调研,开启了北美医学人类学界对中国养生理念和实践研究的先河,并且进一步深化了中国社会转型过程中人们主体性形成和转变学术讨论和研究。“当一切都开始视为与健康相连时,个体会被赋予越来越多的责任来管理所有这些外部世界的多方联系。”(Kirschner 1999: 259)在医学人类学的研究中被列为替补医疗(alternative medicine)形式的一种,隶属于传统中医实践,和主流医学(biomedicine)相对立。此类研究对象主要集中在中老年群体,养生活动也多是退休后的晨练生活。这种视野的选择体现了西方人类学者对自身医学文化(biomedicine)批判和对替补医学的不懈追寻,但是这种视野有其显而易见的局限性。“城市让生活更美好”,2010年世博会的宣传语引发了当代中国的都市人对美好生活、生命质量和城市未来的深思。都市,不仅仅代表着现代文明,也隐含着现代化的种种弊病:环境污染,工作、生活压力等。这些弊病直接危害到个体的身心健康,使人们对都市人未来的生命质量产生忧虑。随之而起的,是都市人应对健康危机的种种养生运动,涉及日常生活的方方面面,不仅仅涵盖了一般意义上的体育锻炼,还包括饮食、全身保养、理疗服务,甚至是宗教意义上的修身养性。这些运动在多大程度上缓解了危机?这些运动的参与各方,个人、社会组织、医疗机构、政府机构的关系如何,又是怎样协调运作的?这些融于日常生活中的健康运动是否转变了人们对自己身体、社会以及其关系的传统解读,又是否形成了适应当代都市的新的自我主体意识?对将来的医疗实践和社会管理会产生什么样的挑战?正是这些问题让笔者开始重新审视“养生”。

“养生”是人们生活的一种状态和方式,它不专属老年群体。在中国,从西方引进的“健身运动”和“美体运动”事实上经过本土化之后，都融入了养生的范围。相对“衰老”而言，养生的理论框架包含更广的领域。首先，养生可以容纳所有相关的实践活动，其中工作是诸多实践的关键一环。不同的劳动场合、工作环境乃至企业文化对个体的衰老过程起着重要的作用。这些作用既包括从心理上、生理上加速衰老抑或延缓衰老，也包括对养老的需求和预期。然而目前中外人类学界及其他学术界对衰老的研究还是集中在对“养老”、老年痴呆症、中风、老年慢性病、老年孤独等心理“疾病”、死亡的研究上。这种研究虽然在很大程度上丰富和加深了我们对衰老的认知，可是并未逃脱出自己批判的潜在前提：老年是一种不正常的病理状态，老年人已经丧失了劳动能力。要想摆脱这种束缚，应当把衰老的话题放在工作阶段——即在人还有工作能力的时候——就加以考虑。这些话题涉及对“衰老”的认知、个体所处的工作环境、衰老的构建等。将工作单位纳入社会养老保障体系之中，使其对社会养老问题起到积极的作用，并为员工创造良好的微观文化环境，使员工一直处于健康的状态，并为顺利过渡到“老年阶段”而积极养生。其次，笔者在过去的几年中试图将“养生”的研究扩大到都市中正在承受极大生活、工作、精神压力的青年群体中，从而为解决都市人整体的身心健康问题提供更加全面、翔实的田野材料；同时，也进一步解析“养生”概念在当代全球化背景下，在都市中青年群体中的演变及其影响下的人们行为模式变迁和相关主体意识的形成过程。作为中国传统医学象征符号的“养生”实践并非一成不变，在普通人日常实践的层面上，“养生”本性就是开放的、多样的和流动的。笔者通过初期的调研注意到，在城市中存在着大量的、非正式医疗机构提供的“养生”服务，比如中医按摩、足疗以及民间修行者开设的有关养生的讲坛。这一部分“养生”实践作为一种消费方式已经无所不在，成为新兴白领阶层的“健康生活”的不可或缺的组成部分。这种商业化了的“传统养生”方式对“健康”主体意识形成到底有着什么样的作用？这个问题一直贯穿于笔者几年的田野实践中。当“健康”迅速成为“消费对象”的今天，“养生”本身也在经历着迅速商业化的过程。不过在某种程度上，“消费”的价值观念和文化含义与“养生”传统理念（比如“见素抱朴”“少私寡欲”“无为而治”等）时常相背离。笔者也看到在这些矛盾的背后是复杂的主体意识及其与“身体实践”“身体政治”的奇特联系。综上所述，对于笔者来说，“养生”的人类学研究不仅丰富了有关老年研究的民族志田野数据，更是可能取代现有老年（或衰老）研究的一个潜在框架，因为养生在修辞上也给予我们更多的、对生命历程进行文化解读的空间，使得衰老从被动的等待变为主动的参与；而且养生可以贯穿于整个生命的过程中，以跳出以往研究视野的局限。

医学人类学学派众多，有着深厚的理论基础和丰富的民族志田野经验数据，由于受时间和篇幅所限，本文只是粗略地勾勒了笔者近年来如何从医学人类学的角度审视我们习以为常的生老病死等生命现象，有很多也都是浅尝辄止。笔者只想告诉那些仍然徘徊于医学人类学门槛前的读者，医学人类学绝不是高不可攀的阳春白雪，它根植于普通人的日常生活，与每个人对自我、身体、生命、社会的认知息息相关。本文中，笔者借用中国传统对生命历程的认知框架，即生老病死，通过介绍评论当代北美医学人类学界一些有影响学者的著作，并辅以笔者自己的观察理解，总结了几个贯穿医学人类学的理论命题。第一，将现代生物医学作为一种文化体系进行考察。这种文化的特点是“去文化”。它总是试图将自己和文化、社会、政治等情景相分离，以其客观性和科学性在不知不觉中殖民人们的日常生活实践。医学人类学诸多研究都旨在揭示社会结构、文化机制、经济模式、政治体制对当代生物医学的建构过程。第二，医学人类学对我们日常所熟知的“自然”现象有深入的反思。“自然”从来都是不自然的；或者说自然和文化的界限本身就是文化的。生老病死这些看上去自然的生命现象在医学人类学者的研究和阐释中，都是特定条件下的特定产物。生物技术的应用进一步强化了“自然”的概念，比如北美自然生育运动的兴起。文化和自然在医学领域内交织在一起，密不可分，笛卡尔二元论是现代医学的哲学基础，个体的生物性和文化性相对立成为现代医学高效运作、医疗技术迅猛发展的前提。但同时，这种二元思想也成为我们对生命和环境整体性理解的一个根本障碍。第三，医学人类学的批判直指“正常”与“不正常”的分界。医学从产生之初就与政治密不可分，它是社会控制的一种手段。医学对社会的控制，以正常和不正常分类为基础。正常与不正常的分类并不新鲜，然而与以往不同的是，医学的介入使得正常和不正常均呈现出病理化的趋势，又因为生物医学的相关研究所采用的方法均以科学的实验法和统计法为基础，这也使得一个标准化的身体、一个放之四海皆准的身体成为可能和必然，同时疾病的标准化也应运而生。医学人类学者的研究将这些过程一一还原，揭示了“正常”是如何成为最具权力的医学话语，也指出了过度医疗现象背后的文化缘由。最后也是最重要的，虽然医学人类学有着发人深省的理论，但是对笔者而言，它的魅力却是让我们在反思所谓的“正常”和“自然”的同时，从“不正常”和“不自然”中寻找人性（humanity）的边缘所在，不至于迷失在生物医学科技所刻画的生物想象中。

参考文献

Cohen, Lawrence. *No Aging in India: Alzheimer's, the Bad Family, and Other Modern Things*. Berkely, Los Angeles, London: University of California Press, 1998.

de Certeau, Michel. *The Practice of Everyday Life*. University of California Press, 2002.

Deleuze, Gilles. *Difference and Repetition.* New York: Continunn, 2004.

Farquhar, Judith and Qicheng Zhang. "Biopolitical Beijing: Pleasure, Sovereignty, and Self-cultivation in China's Capital," In *Cultural Anthropology* 2(3): 303-327, 2005.

Farquhar, Judith. *Appetities: Food and Sex in Post-socialist China*. Durham: Duke University Press, 2002.

Fischer, Michael M. "Technoscientific Infrastructures and Emergent Forms of Life: A Commentary," In *American Anthropologist* Vol. 107. Issue 1, 2005.

Good, Byron. "The Heart of What's the Matter: the Semantics of Illnesss in Iran," In *Culture Medicine and Psychiatry*. 1(1), 1977.

Kaufman, Sharon. "Old age, Disease, and the Discourse on Risk: Geriatric Assessment in U. S. Health Care," In *Medical Anthropology Quarterly* 8(4), 1994.

Kirschner, Suzanne R. "From Flexible Bodies to Fluid Minds: An Interview with Emily Martin," In *Ethos* 27(3): 247-282, 1999.

Kleinman, Arthur. *The Illness Narratives*. New York: Basic Books, 1988.

Lefebvre, Henri. *Everyday life in the Modern World*. Routledge, 1984.

Lock, Margaret. *Encounters with Aging: Mythologies of Menopause in Japan and North America*. Berkeley: University of California Press, 1994;

—— *Twice Dead: Organ Transplants and the Reinvention of Death.* University of California Press, 2001.

Martin, Emily. *The Woman in the Body: A Cultural Analysis of Reproduction.* Boston: Beacon Press, 1987;

—— *Flexible Bodies: The Role of Immunity in American Culture from the Days of Polio to the Age of AIDS.* Boston: Beacon Press, 1994.

Ory, Marcia G. "Aging, Health and Culture: The Contribution of Medical

Anthropology," In *Medical Anthropology Quarterly*. Volume 9, Issue 2: 281-283, 1995.

Rapp, Rayna. *Testing Women, Testing the Fetus: The Social Impact of Amniocentesis in America*. New York and London: Routledge, 1999.

Robertson, Jenifer. "Blood Talks: Eugenic Modernity and the Creation of New Japanese," In *History and Anthropology* 13, 2002.

Scheper-Hughs, Nancy. "Community Differences: Post-Human Ethics, Global (In) Justice, and the Transplant Trade in Organs," In Keith Wailloo, Julie Livingston, and Peter Guarnaccia, eds. *A Death Retold*. Chapel Hill, NC: University of North Carolina Press, 2006.

余成普.器官移植病人的后移植生活：一项身体研究.开放时代,2011(11).

第二论　医学人类学与医学人文教育

2013年12月17日《柳叶刀》杂志《中国医学学生前景堪忧》一文直击中国的医患矛盾。“据中国医师协会数据显示，仅2010年，中国就发生了17 243例针对医务工作者的暴力袭击事件。2013年10月25日，温岭市第一人民医院也发生了一起患者刺伤医生案件，耳鼻咽喉科主任医师王云杰受伤后抢救无效死亡，年仅47岁。而全国医学院校已经发出警示性信息，即选择报考医学院的学生数量正在减少。”文章又一次向我们提出这样的问题：中国的医患关系到底怎么了？医学界在呼唤保护医生、严惩医闹的同时，也在反思自己接受的教育。本文在总结目前我国医学人文教育学界针对人文教育所提出的种种方案基础上，基于文化与医学的教学实践，围绕北美医学界的“文化能力”(cultural competency)和文化人类学的“文化”两个重要的概念展开，试论述医学人类学对医学人文教育的贡献和挑战。

面对急剧恶化的医患矛盾，医学人文类杂志刊登了大量呼吁在医学院加强人文教育的文章，归纳下来集中在以下几点：第一，要向北美、欧洲等西方国家学习，学习他们医学院的课程设置。毕竟他们是生物医学的起源地，也代表着生物医学的发展前沿(王林2009；孙鹏等2012；傅麒宁等2013)。增加目前医学院的人文课程设置，让医学生能从“道德、法律、政治等多个角度去研究、解决医疗问题”(张俊2011)。第二，要从中国文化出发，重拾国粹精华。比如绍艳梅、孙玉芹(2013)的文章就指出：要以西柏坡的精神，即“联系群众，全心全意为人民服务”，来指导医学生的人文教育，组织学生下基层“送医、送药、送服务，深入社会实践第一线”。第三，陆京伯等(2011)探讨了阳明学对医学人文教育的贡献，引入王阳明创立的心学理论，“良心应向内心去寻求，在实践中化本然良知为明觉良知”。第四，很多文章甚至给出了详细的行动指南，也有文章列举了目前我国医学院中为提高医学生的人文素质所采取的各项举措，“以南京医科大学为例，该校正在实施‘三百’工程，即引导学生读百本(部)好书，吟百首好诗词，唱百首好歌，强化医学院的人文底蕴，以提高医学人才的文化素质，使培养的医学人才不仅仅是医生，同时也是哲学家”(龚謇2012)。第五，也是笔者最为感兴趣的，就是对生物医学模式的批判和对“生物—文化”医学模式的探讨。后一种模式要求用“以患者为中心”的模式代替“以疾病为中心”的模式。以患者为中心意味着必须接受个案的特殊性，而不是疾病的普适性；接受现实的复杂性，而不是理想的简化程式。本文最后一部分将对此展开详细的论述。

文化能力

如上所述，如火如荼的有关医学人文教育的讨论让笔者联想到了北美医学界的风靡一时的有关“文化能力”的讨论和围绕这个概念产生的一系列的医学人文教育实践，包括教学、评估、临床应用等一系列的活动。文化能力这一概念的引入与文化多元密不可分。最初的提出也是因为美国以移民为人口主力，在医疗系统中面临来自不同国家、地域的患者时，医生不能不理解他们的文化。文化能力的培养首先就要求审视自身文化背景并理解他者文化，其次还需要培养跨文化交流的语言能力及其他能力。美国各个医学院从20世纪90年代中期先后开设了增强学生文化能力的课程，国际卫生组织也专门对文化能力进行了解释。一时间，文化能力成为美国医学界最为时尚的词汇之一，大家逐渐意识到文化在诊疗过程中的重要性。1997年，新闻记者安妮·法迪曼（Anne Fadiman）出版了《你被神灵控制而沉没》（*The Spirit Catches You and You Fall Down*）一书，以纪实文学的方式，讲述了生活在加州的一个苗族家庭在女儿莉治疗癫痫过程中，面临苗医和西方生物医学间的巨大冲突。莉的父母因为自己的信仰和文化，没有完全遵从医嘱，仅让孩子服用部分药物，而在美国医生眼里这是对孩子的不负责任。医生电致美国的儿童保护中心，要求政府机构介入。莉被强行带走，寄养在陌生人的家里，莉的父母十分悲伤，整个过程充满了"悲剧"色彩。这一事件对美国医疗的一元化体制提出了质疑。该书打动了无数读者，获得了诸多文学奖项，成为当今很多医学院的必读教材之一，它也为文化能力提供了经验研究的基础。

然而从医学人类学的角度看，医生文化能力的提高并不必然导致医疗服务质量的改善，这是为什么呢？凯博文2006年在《门诊里的人类学：文化能力的问题及矫正》（"Anthropology in the Clinic"）一文指出"文化能力的问题主要来源于在医学界人们总是认为文化可以简化为一种技术能力来培训临床医生。而医学界所理解的文化和人类学所理解的文化相差甚远。文化被等同于少数民族、国家和语言……文化能力的培养很快就被简化成为用一系列的'做与不做'的清单来对待不同文化背景的患者"。的确，文化能力这一概念并未涵盖北美所谓的"主流文化"，而这种主流文化却深深地塑造着人们健康观并直接指导着大家的日常实践。比如福克斯（Fox 2005）在《文化能力和医学文化》（"Cultural Competence and the Culture of Medicine"）一文中指出，美国文化中暗藏着一种无处不在的、对医学普遍的乐观主义看法，即相信科学和技术，相信它们的无限发展，相信它们“征服”疾病的能力。而这种对科学的信奉在今天的中国也有过之而无不及。这不仅包括我们的医护工作者，还包括我们的患者。当疾病不能被治愈时，患者第一时间反应的可能是：医生医术不精，医疗技术“不发达”，抑或医生没有尽职尽责。而很少有人去反思生物医学本身的文化性和局限性。现实的机构设置也强化了这种理解，医疗机构的等级划分设置，从三甲到一丙，医院医生也因此分层为三六九等。加之对先进科技的国际想象，线性的发展观已经深入人心，对科技不加批判的认知和不切实际的期望也是患者求医问药过程中容易引发医患矛盾的深层原因之一。除此之外，文化能力的概念还把医学院和医学生本身的文化排除在外。医学院对于大多数人来讲就像一个“黑箱”，医学院里面到底发生了什么？医学生经过5—8年的专业训练发生了哪些转变，又是如何发生的？平时大众能够看到的、听到的是医学院学生对自己学业压力的抱怨、医生对治疗成功经验的骄傲自述、专家权威形象的树立。媒体出于自己的需要，往往报道“戏剧性”的一面，要么妖魔化，要么树立一个“天使”般的英雄典型。无论哪一种方式对缓解当前急剧恶化的医患关系都于事无补。虽然目前将文化能力列为医学生必备的能力之一加以推广，但是仍缺乏对整个过程的反思性研究。比如对医学生总体上的组成、家庭经济背景、所持价值观以及从医动机缺乏了解，也从不关注他们日常生活、工作惯例。对自身文化、医疗文化缺乏反思精神和审视意识决定了文化能力最终失败的命运。

因为中国和美国移民大国的情况不甚相同，文化能力这一概念我们没有引入，医学院也没有相应的文化能力培养课程。这种做法的理论假设就是所有在医院就诊的患者都是一样的，医生只需要针对一个抽象意义上的、不带有任何文化背景的病体。这看似职业化的(没有偏见)理解无疑在实践中造成了很多意想不到的后果,其中之一就是患者反映的医生的“冷漠”。在生物医学全球化的今天,文化能力的发展在我们处理医学人文教育的问题上还是有一定的借鉴意义;至少它的提出让我们开始思考“文化”因素在临床上的作用,使医生意识到自己从事的不仅仅是简单的技术劳动,而是一项重要的社会活动。同时文化能力的提出,也使医生文化意识增强,理解自己所面对的患者是不同的、复杂的个体,处理时必须具体情况具体分析,对多样化的、复杂性的承认是“以人为本”的第一步。

与此同时,北美医学人类学界对文化能力概念的批判也提醒我们:当各方在呼吁加强医学生人文教育的同时,不要认为人文教育就是在课程表上增加相应的文科课程(文学、艺术、政治、宗教、法律等),也不应该将希望寄托在从道德教化中找到一剂良药来诊治当前医患关系的弊病,因为那些做法恰恰是对“文化”的误解。下面本文将对“文化”这一概念的理解从医学人类学的角度进行论述。

文　化

2010年春天,笔者在教授医学人类学课程时,布置学生阅读美国著名医学人类学家埃米莉·马丁(1991)的一篇文章《卵子与精子:科学如何根据刻板印象中的男女角色而建构浪漫史》(“The Egg and the Sperm”),该文发表于性别研究期刊《迹象》(*Signs*),在医学界引起震撼。一位来自医学院的学生发表了他的看法:“这篇文章所用例子的来源是英文,中文中医学的用语是科学的。”当笔者指出中文中“射精”的“射”字就是一个隐喻,暗示精子的主动性和攻击力。他非常自然地引出了下一个问题:“又怎么样呢?这已经是约定俗成了。”这也正是笔者想指出的。约定俗成和习以为常的力量如此之强大,强大到足以让人视而不见,以至当我们对很多文化现象津津乐道的时候,我们往往忽视了当代生物医学这种“没有文化的文化”(culture of no culture)。同样,当笔者对美国的学生教授健康与文化的课程时,他们普遍的理解是中医是一种独特的文化现象,尽管博大精深,也仅仅是生物医学的补充,是一种“软”医学,其最重要的价值不是对疾病本身的理解和疗效,而是对患者的关爱。当笔者指出西医也是一种文化时,得到的回应也是“是吗?怎么可能?是,又如何”?现代生物医学知识体系早已超出了仅仅对疾病的理解,它是一种文化体系,在现实生活中对人们理解、认知自我都起着重要的作用。如果不承认它的“文化性”,任何所谓的人文教育也仅仅至于表面,不能击中要害。

目前人类学界引用率最高的文化定义是英国著名人类学家爱德华·伯内特·泰勒在《原始文化》对文化的描述性解释:“所谓文化和文明是包括知识、信仰、艺术、道德、法律、习俗,以及包括作为社会成员的个人而获得的其他任何能力、习惯在内的一种综合体。”(Edward Burnett Taylor 1871: 1)随着时间的流逝,大家逐渐摒弃了其对于所谓文明的诠释,但是他对文化的整体论的理解在人类学界已经成为公理。而我们日常生活中对文化的理解多是狭义的,局限在文学与艺术等诸如此类的“high culture”,对文化素养的培育便局限在对文学和艺术的修养上。这也是一提人文教育,就是多读几本名著这种反应的原因所在。如上所述,所谓的“人文精神”,学习“文化”不是讲学习文学、艺术、法律、哲学、历史、伦理等知识门类,也不应该简单地“融入国学,寻求超越”(牛磊磊 2013),而是要回到最基本的对文化的理解、跨文化能力的提高和文化意识的培养。人文所包括的“文化”应该是人类学中理解的广义上的“文化”概念。提及跨文化，绝不是只有处理“异文化”时才需要的。当你面对一个和自己立场不同、家庭背景工作背景各异的人时，都涉及对他者“文化”的理解。

理性成为评判知识的标准，这造成了知识与信仰的两元对立，生物医学知识体系便与客观、与理性紧密联系在一起了。作为医学知识的应用者、实践者和执行者，医生在接受专业知识的过程中，潜移默化地将自己训练为理性的化身。职业化在很大程度上是要剥离感性的自我，医学院的学生比其他学科的学生受到更多的“二元论”的熏陶。笔者认为这种“身在此山中，云深不知处”的文化盲点是临床医生在医疗过程中没把患者当“人”的最重要的深层原因之一。引入医学人类学中的大“文化”概念，有助于避免这种文化盲点。

拜伦·古德的文章中提到学生在医学院接受了教育之后，医学院的文化本身就改变了学生看待世界的方式。“医学以一种文化上独特的方式来说明人体以及疾病。”(Good 2009[1994]：97)疾病的生物性在医学院的培训中已经成为不可动摇的、根深蒂固的基本定理，而疾病的社会性和文化性却鲜有提及。笔者虽然没有足够的中国医学院的一手田野资料，但是从临床的观察和与医生的对话中，这一点在中国也是适用的。所谓疾病的“生物—文化”模式在医学院的专业训练中，中国的医学院体制更加如此，进入医学院之后的人文教育也就仅仅限于医学伦理了(即使是这样，伦理课的重要程度也是非常微弱的)，但是人文精神无论从内涵还是外延都远远超出了伦理学范围。

医学伦理课程中对“伦理”(ethics)的要求是普适性的，而医学人类学重视的则是地方性的“道德”(moral)。正如凯博文在其《道德的重量》(*What Really Matters*)一书中指出:“伦理学,作为一整套定位于全人类使用的道德原则,必须要在永远变化,大抵是无常的道德经验的环境中加以考察,只有这样,才能对社会的价值观,以及如何对应它们的冲突和变化,提供更充分的事业和洞察力。”(2008: 24)道德的地方性要求使得我们的关注焦点转移到具体的地方实践。比如医学技术的地方化操作中就面临着诸多不同问题,器官移植技术在不同的社会文化环境中就会面临着不同的要求。余成普在其论文(2011)《器官移植病人的后移植生活:一项身体研究》中论述了器官移植技术在中国的应用和患者自己的理解和日常实践。笔者自己的田野研究也显示孕期妇女对所必须经历的各种产前检查也都有着自己的理解,她们的理解在不同程度上不同于医生。然而,她们的声音在专业知识面前显得如此微弱,她们的决定也多出于无奈之举。医学人类学对田野研究中细节的追求无疑可以从微观的层面上把握患者的具体要求。

医学人类学的教学实践

针对文化能力模式,凯博文(2006)提出民族志在现代生物医学门诊应用的价值。他倡导在医学院训练中用“解释性”模式(explanatory model)替代文化能力模式。他给出了六个步骤:第一步,辨析患者的族群身份(ethnic identity);第二步,评估当患者和患者的爱人们面对疾痛,什么是最重要的,评估应该包括亲密关系、物质资源、宗教信仰,甚至是生命本身;第三步,在门诊交流中重建疾痛的故事;第四步,找出患者生活中的焦虑来源和能够得到的社会救助;第五步,临床医生对自我文化即生物医学文化的反思,这种文化对患者有什么影响；第六步，考虑文化差异的有效性和副作用，决定如何应用文化能力。简单地讲，就是要求临床医生开展迷你民族志的工作，找到对于患者（家庭、社区）来讲，疾病及其治疗究竟什么最要紧。看病不是简单的技术工作，而是复杂文化互动。下文将根据笔者自己的教学实践浅析民族志的应用对医学生人文教育的贡献。

作为一名合格的临床医生，最重要的一项基本技能应该是沟通。笔者在对妇产科孕检做田野研究的时候发现，很多医生没有时间，更没有精力去同孕妇做更多的沟通和解释。笔者自己亲历产检时，也有一种完全失控的感觉，多问一个问题就像增加了麻烦，得到的往往是一通莫名的训责。前些时，笔者的一位亲戚去医院装假牙，就遇上了这样的一位医生，“像你这样儿的，还要装什么好的，就一般的吧”！笔者的亲戚是一位年过七旬的老人，她已经因为拔掉满口的牙而痛苦不已，很长时间都处于一种自卑和无法找到自我的状态。听到这位医生的话，非常气愤，她这样向笔者倾诉：“我这样儿是什么样儿？”其实医生也许是出于好意：“年龄大了，实惠一点儿，不必要装特别贵的，一般性就可以了。”如果他能转换一个字眼，这种不太良好的医患关系可能根本不会发生。“您这种情况，我建议可以考虑装 A 种方案（又简单又耐用，非常实惠，还不影响美观）。”（即使不用后面的进一步解释，也远远比“你这样儿的”来得专业、公正，可以避免不必要的不满）患者这样的遭遇并不少见，医患关系，在某种程度上就是一个沟通关系，把患者当“人”，把医生当“人”，是目前普遍的一个要求。但问题的关键在于，这里的“人”不是一个抽象的解剖学意义上的人，而是鲜活的、有血有肉的、具体的人，他/她是生物性、社会性和文化性的统一体。

医学人类学立足于对所研究文化的参与性体验。研究者本人要努力成为研究对象，从“他者”的角度理解“他者”的日常生活。某医院一位负责协调医患关系的临床医生和我们分享过这么一个故事：他几年前得了阑尾炎，在自己科室的病房里住着。手术前他躺在病床上，疼得万分难过，护士和医生都是他平日的同事，但他依然感到陌生和冰冷。他的同事就像对待其他病人一样对待他，在他抱怨疼痛的时候说：“忍一会吧，手术完了就好了。”他认为这样的语言完全无法安抚处于剧烈疼痛中的人。自那以后，他体会到了病人来到医院需要的是关爱（care）。而当前衡量医院的指标是“服务”（service），因此医生们只提供“服务”而不是关爱。这位医生的切身体会让他意识到了机构化的医疗系统所欠缺的是对个体的尊重和关爱。机械的“职业化”语言不仅不能体现这种关爱，甚至导致误解，增加医生和患者之间的不信任。因此，角色互换无论对于医生还是患者都是必要的。我们的医学人类学课程中比较常见的一个田野作业就是要求学生在上述凯博文提出的解释模式的框架下去搜集一位慢性疾病患者的疾痛故事（illness narrative），并分析它的文化意义。笔者的经验是通过这次作业，无论是医学生还是非医学生，他们对于疾痛的理解都不再凭自己主观的想象。他们逐渐意识到，来自不同阶层、不同家庭背景、不同经历、不同年龄、不同性别的个体对疾病的理解是千差万别的，对“治愈”的期望也是多样的。相对于课本中所教授的标准化的生物医学知识而言，这些“地方性知识”对最终临床“关爱”提供有着无可替代的实践价值。

在医学院设立人文教育课程不应当仅仅“纸上谈兵”。与笔者联系密切的华盛顿大学的医学预科班就要求所有报考的学生都跟一位医生一天，实际观察她/他一天的工作和生活。有了感性的认识之后，学生对医务工作的强度有了一个大概的了解，从事或者不从事这种工作的决定做起来也就理智得多。在经历了一天的跟踪观察后，学生们突然发现，现实中的医生一天做得最多的事情就是“打印”报告。同样我们在医院的现场观察证明了这一点，处理病例、整理病历是医生一天工作中最频繁的工作。对于非医学院的学生，有机会实地观察医生一天的工作状况也有助于他们对医生这一职业的理解。笔者在门诊做田野研究时，切身体会到医生的繁忙与无奈。尽管接诊每位患者的时间只有短短的五六分钟，一天门诊下来医生也已经精疲力竭。医生这一职业的辛劳不言而喻。因而单方面强调医生“人情”的欠缺，甚至规定每位患者的咨询时间都不足以解决紧张的医患矛盾，期待具有高尚道德的救世主般的“英雄”的到来更是不现实的奢望。

在医学人类学所主张的广义文化概念基础上，我们的教学活动要求学生对自己学科的专业知识有很强的反思能力，意识到自己在专业化、职业化的过程中也被这些知识所塑造。而所谓的专业角度，也仅仅是理解世界的一种方法。这样能有效避免学科带来的傲慢与偏见，在今后的临床实践和职业生涯里能够真正做到移情般(empathetic)的关爱。为此，我们会应用比较研究的方法，通过经典和当代民族志的阅读，介绍不同的医疗知识体系及其实践，其中包括中医、少数民族医学和民间医学。同时也要求学生在条件允许的情况下访问一位中医或者民间医学的实践者，并跟随观察了解他们治疗的过程和理念。这些教学活动旨在加强医学生对医疗多元化现状的了解，在讨论中反思自身的文化特点。

综上所述，笔者认为，医学人类学因其独特的实践性(参与性)和极强的自我反思能力能够有效地为当今医学人文教育作贡献。医学人类学课程不仅使学生对医生和患者两个角色有直观的感受，加深其理解，也可以使学生清楚地意识到自己生物医学文化的背景，使文化意识潜移默化地融入自身，将生物和文化统一起来。该课程也切实地将理论和实践在田野研究的平台上结合起来，为将来医学生的临床实践注入更有效的人文精神，使之不再处于生物—文化割裂或者简单累加的状态。

树立“生物—文化”整体性的医学模式并非一蹴而就，理解疾痛的含义也不是一朝一夕之功。现代医学的基础缘于笛卡尔的二元论，二元论给当代生物医学体系带来了高效的同时也带来了无法回避的“客体化”和“割裂化”的取向，导致医学对疾病的认知还是以生物学模式为主。虽然“生物—文化”模式的提出时间已经不短了，但是实际操作层面却很难做到。我们认为单纯在现有医学院的教育体制下增加人文课程也仅仅强化了生物—文化的两分法，在学生中没有真正培养出整体论的思路。因为从本质上讲，医学院的学生时时处于一种将客体剥离于主体之外的状态，高效的生物医学体系是以疾病的客体化为前提，以患者的物化为代价的。在这样一个高度机构化的知识（再生产）体系内，以民族志田野研究为原动力的医学人类学为医学人文教育中的理论与实践相结合的难点提供了一种可能的解决方案。医学人类学所持有的广义上的文化概念，以及相关的文化理论也加强了医学生的自我反思意识，成为人文教育中移情目标实现的重要前提之一。医学人类学所崇尚的文化多元的价值观也为医学生临床实践打开了视野。但是医学人类学并不是万能的特效药。学生（包括医学生和非医学生）文化能力的提高、人文精神的培养是渐进的过程，成效并非短期可见。笔者在此也谨以此文做抛砖引玉之用，希望能够吸引更多的学生对医学院本身的文化进行长期的民族志研究，以丰富医学人文的学术文献。

参考文献

Fadiman, A. *The Spirit Catches You and You Fall Down.* New York: Farrar, Straus and Giroux, 1997.

Fox, R. C. "Cultural Competence and the Culture of Medicine," In *New England Journal of Medicine*, 2005(9): 29.

Kleiman, A. & P. Benson. "Anthropology in the Clinic: The Problem of Cultural Competency and How to Fix it," In *Plos Medicine,* 3(10): 1673-1675, 2006

Martin, E. "The Egg and The Sperm: How Science has Constructed a Romance Based on Stereotypical Male-Female Roles," In *Signs,* 16(3), 1991.

阿瑟·克莱曼.道德的重量.方筱丽，译.上海：上海译文出版社，2008：26.

爱德华·泰勒.原始文化.连树声，译.广西：广西师范大学出版社，2005.

傅麒宁，吴南等.台湾地区医学教育的特色及启示.中华医学教育探索杂志，2013，12(8)：822-825.

龚謇.中西方医学人文教育的比较研究.中华医学教育杂志，2012，32(5)：792-793.

古德.医学、理性与经验：一个人类学的视角.吕文江，余晓燕，余成普译.北京：北京大学出版社，2009.

环球医学编写.柳叶刀：中国医学生前景令人堪忧.2013-12-17. http://www.g-medon.com/Item/31229.aspx.

陆京伯，刘爱华，郑毅.阳明心学对医学人文教育的探析.医学与哲学，2011，32(10)：68-70.

牛磊磊.变革与超越：国外医学人文教育的先进性对我国的启示.中华医学教育探索杂志，2013(5)：444-448.

邵艳梅，孙玉芹.以西柏坡精神加强医学人文教育.河北师范大学学报，2013(5).

孙鹏，陈俊国，柏杨，黄继东，胡伟军，刘国祥.从哈佛医学院看美国医学人文教育.中国高等医学教育，2012(12)：125-126.

王琳.中外医学人文教育的比较与启示.医学与哲学，2009，30(7)：71-72.

余成普.《器官移植病人的后移植生活：一项身体研究》，《开放时代》2011(11).

张俊.当下高等医学人文教育的困境与出路.医学人文教育，2011，32(8)：64-66.

第三论 “研究”与“建议”：医学人类学在精神卫生政策研究中的实践

2010年5月到2012年9月，复旦—哈佛医学人类学研究中心联合上海市精神卫生中心、上海市教委就上海市青少年精神卫生问题展开了较大规模的调查与研究，采用了包括焦点小组访谈、深度访谈、现场观察在内的多种质性研究方法，对教师、家长、儿童精神科医生、儿保医生和社区卫生中心防保医生等不同群体分别进行深入的了解、观察与交流。笔者作为复旦—哈佛医学人类学研究中心研究者参与了上述工作，并与精神科医生一起根据定量和定性研究的数据，撰写了一份翔实的研究报告。该报告提交合作方上海市教委后，得到的反馈意见之一就是“请写出政策建议”。在人类学研究者看来，“政策”一直处于这样的位置：要么是背景介绍，要么是批判审视的对象。作为一个政策“外行”提出“政策建议”，确有“勉为其难”之感。为了协同一致地开展工作，我们基于调查结果提出了几条建议，并在整个过程始终与教委相关人员反复进行沟通与交流，但“研究”和“政策”之间还是存在着缝隙。

无独有偶，2013年夏天，复旦—哈佛医学人类学研究中心又接杨浦区政府综治办的委托对杨浦区重性精神疾病患者的社区服务和日常生活护理的问题进行了一次质性调查。这次比上次更加明确，从项目之初，我们就清楚地知道这份报告的重头戏是在“政策建议”(策论)上。

通过上述亲身参与的两个精神卫生问题的研究项目，笔者深切感受到我们必须认真思考和讨论一些问题。作为人类学者在政策制定和研究领域所处的地位、应扮演的角色以及应做出的贡献究竟是什么？医学人类学在卫生政策研究工作中的学科优势究竟在哪里？怎样才能发挥更大的作用？

理论和应用是人类学的两元对立的问题，在中国学者的日常研究工作中显得尤为突出，两种力量的张力时时刻刻牵拉田野研究者的定位。作为学术机构的研究者与临时雇用的咨询员，兼具双重身份的人类学者一方面要致力于对所研究的整个政策制定、执行过程进行具体情景下的还原和批判；一方面也必须顺应政策科学的要求，提供建议政策所需的支持数据，以便政府做出正确的决策。并非所有的人类学者都对自己在应用研究项目中这种双重身份持有乐观态度。古德《医学、理性与经验：一个人类学视角》(*Medicine, Rationality and Experience*)曾指出："人类学者作批判者和参与者的双重角色本身对自己所承担的[应用性]任务是极具讽刺意味的。"(1994：27)但是随着时间的推移，在医疗、环境等问题的合作研究团队中，越来越多的人类学者对这种双重身份持肯定态度，认为这也是人类学强调和坚持"参与式"田野方法的必然结果。这种双重身份不是也不应该是一种桎梏，而应使人更具建设性和深入性的认知，促使研究者对研究问题、政策决策提出独特的洞见。如何保证人类学者在这种双重身份中不至于完全变为政策咨询的"专员"，服役于政府各项应用项目？或许和其他社会科学专业的学者不同，人类学家对研究者田野定位的反思是人类学知识生产过程中的不可或缺的重要因素，并贯穿始终。从应用角度出发，普伦蒂斯(Rebcca Prentice 2013)在总结民族志田野研究对健康医疗领域的贡献时指出："人类学研究的四个原则即田野工作在建设理论过程中的中心地位、对意义和分类的强调、现实的可协商性、情景的重要性是所有人类学研究和分析方法的基础。”本文试从其中三个方面讨论一下医学人类学在参与相关政策制定和评估的作用和贡献。

第一，人类学的安身立命之本是民族志田野研究。

雪莉·奥特纳(Sherry Orterner)定义民族志为“试图通过自己作为一种认知工具来尽可能多地理解另一种生活”(1995：173)。民族志要求研究者关注和参与研究对象的日常生活，目的在于通过积累本土情景中的经验性数据，培育一种从“本土人的观点”出发理解世界的态度。尽管民族志的发展早已超出了马林诺夫斯基时代对科学的精确性的要求，经过20世纪80年代的表述危机，当代人类学家不再以“他文化”的代言人自居，而是高度警惕研究本身的伦理性和权力相关性，不断增强政治意识和自我批判的程度，长期的参与式研究模式和理念却是根深蒂固、不容动摇的。正是这种长期的、敏感的、心态开放的田野实践，使得民族志研究不仅仅提供了一套研究方法，更提供了一种审视和认知世界的崭新路径。

任何政策如果它忽视了对老百姓日常生活的直接影响，这种政策的有效性和执行力都会大打折扣。由于立项时的种种局限，很多项目关注的焦点过于集中，而忽视一些相关重要的人群。人类学非常擅长的全景式观察，对这种设计上的缺陷可以起到实时补充的作用。以医教结合的项目为例，最初，数据的采集主要集中在学校、教师、医院和医生，但是在与家长有限的接触过程中，我们感知到他们面对教育和医院两大机构时所承受的巨大压力。焦点小组访谈就经常被患儿家长的哭声打断。他们的无奈、他们需要宣泄的情感成为我们的第一手田野数据。不仅如此，很多母亲都有一种自责的心态，怪自己逼孩子太紧，期望值过高。我们也在门诊大厅的观察中看到一些亲属在数落有问题孩子的父母,这些家长就像罪人一样。试想,一个时时带着负罪感的、焦虑的家长可能保障青少年顺利接受心理治疗吗?因此,我们在研究报告中把如何缓解家长的焦虑,而不是一味强化他们的“罪责”提上了议程,主张在继续推进“家教结合”“医教结合”服务模式的同时,应该考虑到家长的实际需求。家长在孩子教育问题上的不可替代性已经深入人心,但是如何让他们真正地参与到孩子健康心理的培养中来还是值得探讨的。我们的研究表明,家长相对于学校和医院两大机构而言,相对的“弱势地位”不言而喻,但是他们在所有教育和医疗服务的传递上又不可替代,因此如何切实帮助他们积极配合校方和院方的工作至关重要。目前的医教结合项目的出发点主要是家长的配合作用,并没有发挥家长的主动性。在面对专家组的医生和教育管理者、医院和学校的时候,在这一刻,笔者自己找到了人类学者的“专家”的感觉。作为人类学者,帮助“弱势群体”我们责无旁贷。尽管也质疑反思过自己的“代言人”地位,但是在政策制定过程中,人类学者必须秉承诚实守信的伦理原则,对研究对象的现实生活进行细致的描述,让政策制定者听到并重视他们的声音。

长期的、参与式研究的经验赋予人类学家更为敏感的“体质”,人类学家总是用自己的身体去感受研究对象的生活,他们长于捕捉细节,以小见大,因而擅于捕获较敏感而隐晦的问题和容易被忽视的问题。比如,这几年来在精神卫生项目中,我们频繁听到服药副作用的问题,尤其是一些家长反映的“会发胖”。起初,我也只是听听而已,直到自己亲自和一位处于康复期的精神分裂症青年交谈后,才知道这种副作用其实就是歧视的直接来源之一。我们观察到坚持服药后病情稳定的患者的确出现一些面部特征(嘴歪、眼斜、眼神迟滞、流口水、发胖和语言迟缓等现象），这些特征在一定程度上的确影响到他们与其他人的正常交往。患者本人和家属都特别强调吃药前后身体的变化。这种变化也会让他们逐渐被标签为“不正常”，与其他人之间的隔膜也加剧了。如果不是直接接触并与他们交谈，常人实在无法想象他们为什么如此强调“药物的副作用”，可能会忽视这种表述。再比如在杨浦重性精神病的调查中，我们设计了一个问题是：被访的家庭成员是如何得知政府的相关救助政策？这源于在调查初期向不同主体了解对重性精神疾病患者的救助政策时，有一位残联负责人的玩笑之词：“我们的压力也很大，所以有时我们想，上面的领导不要把我们逼急了。到时候我们是最知道国家救助政策的人，走什么程序，需要什么条件，我们是最清楚的。实在不行，我们就去吃低保吃补助去。”他的玩笑引起了我们的注意。我们也同时了解到其实上海市在精神卫生上的投入还是不小的，各种救助政策也不少，可很多患者家属不清楚，而且还有矛盾。为此，我们将视线转向了政策传达渠道上，我们就发现与精神疾病患者家庭直接打交道的主要是社区居委会的助残员，政府的相关政策大多数也是由居委会传达的。但是患者到底能够享受政府多少救助政策，这些政策具体都是如何规定的，很多家属并不是非常清楚，他们基本都是坐等居委会的通知；有的甚至反映因为和居委会的关系不那么密切，所以根本不知道存在这些政策；还有的反映政府的政策总是变动，自己也不知道怎么回事。他们希望政策能够得到进一步解释并增强透明性。“解释也不解释，就让签个字……有时候发，有时候又不发了。但是碍于**面子**我们也不去问，也不会为了这个特地去问”“为什么给，为什么给我，这些都应该要透明的”“管理的人是知道的，但是负责发下来的人却讲不清楚”。家属需求的不仅仅是经济收入、困难补助中的绝对数字，对政策透明度的需求也是他们追求人格平等的体现。政策的持续性、透明性和具体条款是要通过人来传达和解释的。这些日常的工作不是简单粗暴地将患者及家属作为“乞丐”对待,不是一种高高在上的施舍,而是要体现在对患者及家属人格的尊重,还要体现在人性化的办事方式上,这就涉及政策执行和评估的问题。人类学讲究对生活渗入式的研究方法。这种训练使得人类学者更容易接近自己的研究对象,更具有共情的效果,因而能够了解到政策执行过程对直接关系人所产生的影响,进而评估相关政策的效果。也正是因为这个原因,我们的合作伙伴上海市精神卫生中心邀请我们继续就医教结合项目后期的干预问题作出评估。这也是合作项目的一种新的尝试。他们要求我们人类学者从干预一开始就积极介入,参加每一个座谈会议和参与到所有干预的具体行动中,及时评估项目进行情况,及时调整医教结合中的政策问题。这对于我们来讲当然也是一种机遇和挑战。

第二,人类学强调对意义的追寻和本土概念中的分类系统。对本土概念的追寻和解读是人类学另一个维度的重要实践,医学人类学对疾病的跨文化研究更是遵循了解释人类学关注本土文化对疾病描述的这一传统。对人类学者来讲,“任何医学语言(包括生物医学和其他民族、民间医学的语言)都绝不是对经验世界的简单影射。它也是丰富的文化语言,连接着现实的高度特殊化的版本和社会关系系统。当应用于医疗护理的实践,医学语言会将其明显的技术功能性和其深藏的道德关注相联系”(Good 1994: 5)。

在田野过程中,人类学者不仅使用已经存在的分类或者概念,还要从文化语言的角度去研究这些分类和概念本身。医学人类学者在公共卫生和医疗政策领域内研究与健康相关的问题时,也从不认为疾病的分类是中立的和绝对的。这些疾病概念本身往往成为研究的对象。在政策制定的调研过程中,对本土疾病分类和叙述解读的技能也非常重要。下面我再以医教结合项目中一例来详细说明。教师组和家长组的访谈均显示出教师和家长在日常实践中对心理问题、精神问题、行为问题和道德问题界限的认识非常模糊。在实践上,对于行为异常的学生,大多数老师都是凭借自己的实践经验和直觉,把学生放置在“整体”中考察,把“跟不上”“奇怪”“影响到别的同学”等都归结为“不正常的”,建议去精神卫生中心等专业机构寻求帮助。以“成绩”为是否向医生寻求帮助的现象频繁被提及。根据家长们的回忆,都说“开始没有当回事,当小孩子的成绩上不去时才开始焦心”。对疾病的甄别,会和孩子在学校的行为联系,如“跟不上”“比较慢”“注意力不集中”“不能很好地交流”等。他们的描述中多用“性格”“个性”“习惯”“逆反”“青春期发育”等词汇,很少人使用“心理问题”“精神问题”等。从医生和政策制定者角度,这些模糊的理解是心理疾病和精神障碍本身在中国的历史上长期未得到充分认识造成的。所以在实践中应当加大专业知识的普及,并且将鉴别权和诊断权交由专业机构的从业者。而我们从医学人类学角度出发,却认为这种道德和心理问题的界限本身就是一个有趣的切入点。我们在研究中发现,在很多学校的设置中,心理工作是由德育老师负责。做心理疏导,在很大程度上与做“思想工作”相重叠。正如一位中学校长所言:“(我们老师)上班没多长时间,在大学所学的心理学知识都没有了,从教后就是品德问题、道德问题。”基于此,我们提出了目前教育系统普遍存在心理问题的道德化这一问题。这在汇报时引起了大家的重视、关注和讨论。心理健康教育到底是属于“德育”还是“健康卫生”问题,不仅仅是不同的认识问题,也涉及日常机构的管辖范围,最后还有教委和卫生局的权利平衡。到底政策会如何改变，我们拭目以待。人类学用本土的知识揭示了貌似简单实则复杂的一个医学人类学命题，即精神疾病本身不是一个简单的生物医学概念，而是生物社会文化甚至是政治共同作用下建构的产物。这些心理疾病分类本身不应该被当作分析的框架，而是作行动的成果，因此是可以进行争论和协商的。对于政策制定者来说，他们应该也必须重视老师和家长对于青少年心理问题的种种描述，因为这些看似“不专业”的描述恰恰反映出疾病背后的所隐藏的社会问题，而这些问题恰恰是在提供医疗服务过程中必须考虑的。将社会问题简化为疾病与治疗本身，实质上是社会过度医疗化的开始的一步，如果不加注意，最终影响到的是医疗服务的长期效果和质量。

第三，人类学研究重视对研究对象进行情境化的解释。这个传统可以追溯到最初人类学者对整体论(holism)的强调，他们认为一个社会和一个文化应该在一个整体中去理解，考虑到亲属关系、政治经济文化等社会生活的方方面面。当今的人类学者则更强调将自己的研究置于市场经济、历史和政治变化的复杂过程中去理解(Orterner 1995)。整体论在这个意义上理解为情境化(contexualization)更为贴切。人类学中所主张的情境化主要是两个方面：第一方面，所有文化实践必须在它们的社会环境中去解释，文化不是也不应当是孤立的，而必须与更广泛的价值体系、社会期望相关联。因而，人类学者的研究任务之一即是将社会生活的诸多细节放在它们所嵌入的社会情境中去理解彼此的联系。第二方面，人类学所指的情境化是本土生活和全球秩序之间的联系。(Marcus 1995；Sluka & Robben 2007)人类学者试图理解全球层面上结构性过程(包括全球市场、全球健康、媒体、战争、环境和气候变化，等等)对本土体验的影响和塑造。生物医学凭借着对其客观性、科学性、普适性特点的强调，在全球的范围内得以扩张，极大改变了本土文化中的各种医疗观念与实践。医学人类学者，必须将自己田野中所观察到的数据放置在这种全球框架下解释，关注社会、经济、政治变化背景下疾病定义以及所影射的文化意义的变迁。人类学两方面情境化的要求对相关政策制定者深入了解问题有所贡献，促使最终形成具有良性动能的治理机制，避免了割裂研究所涉及的各种现象或者忽视现象背后的诸多因素。

上海市2010—2012年教师、临床专家、家长以及社区对有关儿童青少年精神卫生问题的认识、服务的质性调查显示，最终数据都是在**客体化和专家化**的社会转变情景下进行最后分析的。这使得人类学研究既细致入微地刻画微观实践，又将这些具体的实例放在大的社会情景下定位、分析和深入理解。我们在调研中发现教育机构和家庭中存在以下比较突出的问题：中国社会中机构内部关系"客体化"(或物化，objectification)的趋势明显。"客体化"是以经济为主导的现代社会追求高效、科学和理性管理的副产品。高效、科学和理性要求各种机构对其下的所有人员剥离所有人情关系，抽象出同等的无分别的个体，在统一规则的约束下进行各司其职的日常活动。本调查发现这种管理无处不在，其最直接的表现就是考核评价机制以量化为主导，任何个人的特殊性在最大程度上被忽视，其价值的高低仅仅取决于考核中各种硬性的分数指标，如升学人数、平均分数、发表文章数、课题个数等，最终所有的工作学习活动都简单化为"分数"，成为考核的标准和凭据。这种数字经济导向的机制设计把机构内任何一个个体在现实生活中都"客体化"了，学生、老师相对于学校，患者、医生相对于医院，被管理者相对管理者，等等，无一幸免。淡化人情的客体化使整个社会高效运转的同时，也造成了人性的缺失。多样的人性在这种制度设计面前显然不合时宜。因此青少年精神卫生问题的根本改善取决于"客体化"社会环境的变迁。

如果说"客体化"概括了机构和个体之间的关系,中国独生子女政策从根本上改变了传统的家庭模式,进而改变了个体的自我认知方式。与在学校不同,未成年独生孩子的特性在家庭中得到了父母和祖父母过分的关注,孩子的社会化在学校和家庭两个极端中摇摆,充斥着个性和共性间矛盾、主体化和客体化间矛盾。这些尖锐的矛盾最终导致的是孩子在现实生活中的疑惑和挫折。在这种环境中,一方面孩子显得十分自我,"被惯坏了";另一方面他们也很无助,必须独自面对未来不确定的社会风险,而似乎能够做的就是不停地对自身的能力进行完善和提高,减少对外界的依靠。传统社会大家庭中的"网络"互惠互助关系日益淡化,并被单一的竞争关系所取代。这种认知尤其在现行的教育体制内得到了深化,比如这次调查显示儿童和青少年日常生活中的心理健康问题有不断上升的趋势,这种上升的趋势伴随着日益激烈的学业竞争。其中竞争的低龄化趋势、儿童的成人化倾向日益显现,同龄人之间的竞争在教育机构的诸多"激励"机制下尤为突出。尽管教育机构和从业人员已经意识到了因过度竞争而引起的青少年心理健康问题的严重性,由于整体社会结构和制度的限制,目前很多意在"减压"的政策和措施还是没有很好地贯彻实施,反而演化为另一种形式的竞争机制。正是在这样的情境中,个体对自我的理解开始从关系自我走向独立自我,从动态的系统观走向分解的机械观,从开放走向封闭。

新形式的自我认知模式对疾病认知的专业化要求进一步强化。现实中由于传统观念的影响,精神疾病、意识问题、道德问题仍然处于一种交叉渗透的状态,在常人的认识中很难划清这三者界限。这正是本调研中所有的老师和家长提出的“甄别难”问题。“甄别难”就要求专业的知识和清晰的职能。这推动了社会进一步向“专家化”转变。“专家化”必然要求各领域有其自己独特的不为共享的知识体系，专家化也要求区别分客体化的疾病(disease)和主体感知疾痛(illness)，这是凯博文教授(1988)在西方医疗系统中论述中用于反思过分医疗化的西方社会提及的概念。尽管中国还没有呈现出过分医疗化的问题，本次研究还是发现家长和校方不断强调专业知识和人员的缺乏，希望孩子的精神心理问题能够作为一种疾病和感冒发烧一样得到专业的对待和治疗。然而仅仅加强专业知识的培训和增加从业人员将会导致对社会其他因素的忽视，矫枉过正。如何积极地改善儿童和青少年的心理健康状况，减少疾痛，消除社会大环境中的不良因素才是根本举措。所以面对精神卫生这一复杂的生物社会文化问题的时候，各个领域密切配合成为决定性的一环。与很多在医学、政策、环境等应用领域中的人类学者相似，笔者经常遇到的问题是要提供中国文化中影响对精神疾病认知和阻碍患者寻求相应治疗服务的“文化因素”。尽管笔者的研究伙伴比如医生、心理咨询师、老师等也接受我们给出的结构性因素的解释，但很少有人理解对情境化的强调是“人类学”的贡献。

综上所述，人类学者以自己独特的学科气质参与到相关精神卫生政策制定、执行和评估的过程中，在合作研究项目中发挥着不可替代的作用。在这些研究中，人类学者主要的贡献在于：首先民族志的田野方法要求他们尊重地方知识、对研究对象抱有共情、对细节敏感，通过参与式的研究方式研究者能真正从“本土人的角度”理解自己习以为常的世界；其次，对本土概念和分类系统的重视能够将研究项目中本身使用的关键概念列入研究范围，从而使整个研究拥有焕然一新的认识问题的角度；最后，对情境化的强调本身也使得跨界合作研究成为必然。

参考文献

Good, Byron. *Medicine, Rationality and Experience: An Anthropological Perspective.* Cambridge: Cambridge University Press, 1994.

Kleinmen, Arthur. *The Illness Narratives: Suffering, Healing & the Human Condition.* New York: Basic Books. 1988, 12.

Marcus, George. "Ethnography in/of the World System: The Emergence of Multi-Sited Ethnography," In *Annual Review of Anthropology*, 1995, 24.

Orterner, Sherry. "Resistance and the Problem of Ethnographic Refusal," In *Comparative Studies in Society and History,* 37(1), 1995.

Prentice, Rebecca. "Ethnographic Approaches to Health and Development Research: The Contributions of Anthropology," In Ivy Bourgeault, Robert Dingwall and Raymond De vires, ed. *The SAGE Handbook of Qualitative Methods in Health Research*, Sage Press, 2013.

Sluka, Jeffrey and Antonius Robben. "Fieldwork in Cultural Anthropology: An introducetion," In Antonious Robben and Jefferey Sluka eds. *Ethnographic Fieldwork: An Anthropological Reader*, Oxford: Blzckwell, 2007.

第四论　问题奶粉事件辨析：一个基于行动者网络的视角

2008 年 9 月，三聚氰胺奶粉事件震惊全国，令世界注目。其实，早在数月前，某些地区就已经发生较多婴幼儿出现不明原因肾结石的现象。当时，在分析病因时，有人曾联想到奶粉问题（因为婴幼儿的主要食物是奶粉），并对可疑奶粉进行了检测。遗憾的是，当时得到的结果是：被检奶粉合格。这就把人们的视线引入歧途，放松了对奶粉的进一步追查，最终导致数月后问题在十几个省范围内的大爆发。问题爆发后，由于在患儿尿液中发现三聚氰胺的代谢物，然后倒推检测，才算查明事情的真相：在奶粉中混入了三聚氰胺！于是人们责问检测部门：原来合格的奶粉合的是什么格？为什么没有发现其中的三聚氰胺？这必将涉及现行的质检技术以及标准化制度等深层次的问题。也正是在突发事件出现的情况下，人们开始从社会的角度重新审视科技的问题。

和其他西方现代学科相似，食品科学以及营养学的基础正是相信客观能够完全脱离于主观而科学地存在。在此实证主义的影响下，科技工作者致力于追寻纯净的客观物质、统一的客观理论。而人们往往忽视了在此过程中人的主观意识的作用。实验室的工作正是理想状态下的客观世界与主观世界的中介所在。笔者接触的许多中国、美国实验室工作人员并没有意识到他们也在积极地参与创作这个世界，而并不是纯粹的客观性研究。问题奶粉事件，再一次证明现实生活中，任何有生命和无生命的个体，包括人、动物、植物，甚至是实验室中的仪器，都以各自的存在和活动参与社会现实的建构。这也正是法国学者布鲁诺·拉图尔(Bruno Latour)行动者网络理论(Actor-Network Theory, ANT)的精髓所在。本文试图通过他的理论，以网络为背景再现问题奶粉事件，并对其反映的社会问题进行反思。为给读者一个清晰的理论背景，本文在第一部分将简要地介绍一下布鲁诺·拉图尔和他的 ANT 理论。

布鲁诺·拉图尔是法国著名的科学社会学家、科学人类学家，在科技学领域有着广泛的影响。1979 年，布鲁诺·拉图尔和史蒂夫·伍尔格(Steve Woolgar)出版了《实验室的生活》(*Laboratory Life*)一书，第一次将人类学的田野调查法引进了科技学的研究领域。它展现了实验室的研究是如何通过科学家们的常规惯例性质的工作展开的，这些工作包括做实验、发表论文、寻找课题及研究经费以及其他一切微小琐碎不被人们关注的事件。该书的出版奠定了布鲁诺·拉图尔在科技学领域的第一人类学者的地位，改变了科技学学科一直以来的哲学研究倾向。学者开始关注科学家们鲜活的实际科研生活，以及与外界的社会人际互动。之后，布鲁诺·拉图尔又相继出版了《我们从未现代化》(*We Have Never Been Modern*)和《行动中的科学》(*Science in Action*)，借以形成了自己独特的理论体系。尽管有人将他对科学事件的研究列为社会建构论的方法论，美国当代科学人类学界普遍认为：布鲁诺·拉图尔和米歇尔·卡隆(Michel Callon)、约翰·劳(John Law)师承一派，是 ANT 的奠基人和推动者。

ANT 挑战了认识论中的最基本、最普遍的命题。该理论并不认为主体与客体、文化与自然、社会与科技之间有根本的划分和不同。首先，无论是人还是技术，各自的孤立存在是不具意义的。他们的意义体现在与其他个体的联系之中，正如约翰·劳所说，不同存在于制造不同的社会关系中，而不是存在于不同的秩序中。个体行动者不是停滞的、固定的，而是根据其所处的社会政治环境以及同其他个体的关系而不断变化的。在这个意义上，包括人和技术在内的任何个体或事物都不是清晰的、稳定的，而是模糊的、多变的。以问题奶粉事件中的三聚氰胺为例，化工词典给予的解释是：一种三嗪类含氮杂环有机化合物。这种精髓式的解释与存在本身并不能带来任何现有社会关系的变化。而它真正存在的意义却是当它与其他物质发生关系的时候，改变了现有的秩序。比如，当用于制造业时，它可与甲醛发生反应，形成三聚氰胺甲醛树脂；当被不法分子用于食品工业时，它可以提高食品的含氮量，作为伪蛋白，使得凯氏定氮法所测蛋白质含量的技术指标升高；当它进入人体，和尿酸相遇，形成结晶体，沉积形成肾结石。在上述三种不同的关系中，三聚氰胺展现的作用是不同的。因此要了解什么是三聚氰胺，必须把它放置在动态的关系网络之中，而不能孤立地谈论所谓的特质或毒性。

其次，为了批判性地对待科学技术，ANT 将人和非人的科技、机构、市场主体等在认知论的层次上都称为行动者，他们都具有同样的行动能力。人的能动性很容易理解，而 ANT 提出的物的能动性就不那么显而易见。约翰·劳和米歇尔·卡隆给出了目前被学术界广泛引用的电话的例子来说明物的能动性。电话表面上是普通的被动的装置，但当它响铃的时候，它的被动形象就改变了，即使人们决定不接听，电话仍然激起了人进行决策的过程和反应。在这个例子中，电话就脱离了人而具有能动性。从 ANT 出发，看待在问题奶粉事件中的凯氏测氮法，它就不仅仅是检测食品中蛋白质含量的一种被动状态下的技术手段，它本身也具有能动性，因为它直接引起了很多其他社会成员的决策行动：如何增加奶产品中的含氮量？把技术和其他传统意义上的客体赋予主体性，有利于我们用动态的观点来审视网络中的每一种关系及整个网络的复杂性。

应用 ANT 理论思考蛋白质含量的检测技术，即把该技术看作是整个网络的一个行动者，可以有效地扩大我们的研究视野，从而最大限度避免科学简化主义带来的弊病。在问题奶粉事件中，我们可以勾勒出一个乳制品网络：奶源（奶牛、奶农、养牛场）、乳制品加工企业、奶制品供应商、国家质量检测机构、销售商、消费者、医院等。这个网络建立的基础是高蛋白乳制品可以提高婴儿的身体素质。需要特别指出的是，网络中那些被认为是自然的而非社会的因素，比如科技活动、实验室工作等，人们往往并不细究其复杂的过程，而是将之作为一个不需解析的整体拿来讨论。这被布鲁诺·拉图尔称为黑箱化（blackboxing），即如布鲁诺·拉图尔指出的：科技的成功掩盖了它工作的过程。当一部机器有效地运转，当一个事实稳定地存在，人们只注意到它的输入数据和产出结果，而不追究其内部的复杂性工作。因此，科技越成功，它们就越不透明，越晦暗。譬如，该乳制品网络中的质量检验的实验室中的技术问题凯氏定氮法。人们很少在意从事检测的科技人员在实验室中是如何进行凯氏定氮法的研究工作的，而只讨论其所出具的结果。从 ANT 出发，这一系列的研究、实验过程都是我们科学学者所应关注的，还要关注包括创始人的实验室活动研究在内的历史研究。

1883 年，丹麦化学家约翰·基耶达（Johan Kjeldahl）提出将蛋白质经过一系列化学处理，把蛋白质中的代表性元素氮剥离出来，转化为结构简单的小分子铵盐。然后通过检测铵盐的含量，再乘以系数，最后折算出原样品中蛋白质的含量。这显然是采用一种间接的方法。由于它解决了当时检测蛋白质的重大技术难题，而得到认可与肯定。由于这个方法符合标准应具备的科学性、准确性、可操作性、可重现性，兼顾简便性和普及性，而被确定为检测蛋白质的国际通行的标准方法，并且一直沿用至今。

当谈论凯氏定氮法与问题奶粉事件的联系时，无论是从事分析检测的科技工作者还是普通的消费者，都会认为它只是一个游离于主观世界之外的科技问题。显然，凯氏定氮法并不能鉴别最终形成铵盐的氮到底是来自蛋白质或是其他含氮的物质，因此他们认为是不法分子、无良企业利用标准上的漏洞，在奶粉生产的环节中加入了含氮量很高的三聚氰胺，将掺假奶粉变成"优质奶粉"而引起了悲剧的发生。这种评论反映了人们在潜意识中是将技术作为无能动性的客体对待的，也即"经是好经，只是让歪嘴和尚念歪了，技术是好技术，只是让坏人利用了"。可是这种看法恰恰忽视了这个世界是由和尚念经、人利用技术等一系列行动构成的，而不是经和和尚、人和技术、主体和客体两个独立可分的世界构成的。

ANT 认为在网络中，由于每一个行动者都具有行动的能力与各自的利益，因此网络的稳定性就取决于各个行动者利益的不断协调(translation)。而人与人之间的协调类似于共同利益的协商，人与物之间的协调就是科学技术的发展过程。ANT 认为，一项科技创新和发展本身就是同网络中的行动者的协调过程。研究的资助者、研究的目的及过程、研究的社会背景等因素的不同可直接影响到技术的选定。以凯氏定氮法为例，笔者查阅了相关资料，基耶达当年承担的科研项目是检测用于酿造啤酒的不同谷物的蛋白质含量。通常谷物所含蛋白质越少，酿造的啤酒越多。在有限的资料中，我们得知，当时基耶达受啤酒酿造商之托，从事啤酒生产的工业分析。他的主要任务是测定啤酒及麦芽汁中提纯的酒精含量,并需在较短时间内完成一系列的氮测定。因此,笔者推断,当时基耶达的研究可能不是把蛋白质作为一种营养成分来测定其含量的,而是将其作为影响啤酒的酿制工艺和出酒率的因素之一来考虑的。然而,在检测奶粉及其他奶制品时,作为一种主要营养成分指标的蛋白质其含量越高,提示奶粉质量越好。这与基耶达的研究出发点酿酒原料中的蛋白质含量越高,酿造啤酒越少,正好相反。凯氏定氮法产生的详细研究过程资料欠缺,尤其是研究过程中的琐碎的不为人注意的小事,比如当时的技术条件、设备的局限、人员的常规工作情况等不为人知,从另一侧面反映出 ANT 理论的重要性。因为物的局限性也是其行动能力的体现,它使得其他行动者的意图受阻,而使后者必须与之协商进一步的行动计划。

问题奶粉突发事件将原有的乳制品网络的稳定性打破了,作为行动者的凯氏定氮法的检测能力自然受到了质疑。人们突然意识到了凯氏定氮法作为检测食品中蛋白质含量的标准方法,是以样品中不含蛋白质以外的其他含氮化合物为前提,而这种前提产生的时代背景并没有被明确地指出来。更为重要的是在接下来的一系列技术改进的提议中,大家始终是把检测方法作为一种被动的研究对象。可是我们忘记了,正是在凯氏定氮法与其他行动者的联系过程中,人们才会想到添加三聚氰胺,而这一点正是科技的能动性的体现。科技工作者开始研究该技术的缺陷,认为它在 100 多年前被提出,完全适应当时的科技水平,为蛋白质的检测做出了重大贡献,并可作为乳制品网络中的一个节点,形成相对稳定的网络。随着科技和社会因素的发展与变异,原来稳定的网络被打破,人们必须通过改变网络某一节点元素的结构,通过协调,产生新的相对稳定。

在问题奶粉事件之后，国家标准和质检管理部门正在组织修订乳制品的有关标准，将三聚氰胺列为必检项目，并公布三聚氰胺的检测方法。然而，任何正常的产品中所含的固有成分和允许添加的成分都是有限的，而不允许存在或添加的成分却几乎是无限的。他们认为将三聚氰胺列为奶粉的必检项目并不能从根本上解决问题。将三聚氰胺作为蛋白精加入食品的这一行业性秘密被揭穿以后，三聚氰胺成了过街老鼠，注目的焦点。可以预测，今后相当长的时间内，无人再敢向奶粉中添加三聚氰胺。然而谁又能保证不会出现“四聚”“五聚”之类的新玩意呢？随着科技发展，新的物质正在源源不断地被发现、被合成，总不能把几乎无限多的不允许添加物质的名单都列入标准，都一一检测吧？

笔者在与分析测试方面的专家讨论的过程中，了解到他们的建议。根据目前科技水平的发展，可以采用两种新的方法检测食品中的蛋白质。第一种方法：鉴于可以直接检测蛋白质的仪器——高效液相色谱高分辨率质谱联用仪（HPLC-IT-TOF）目前已有商品化产品问世，可用该设备直接检测食品中的蛋白质。但是该方法存在的主要问题是：(1) 样品前处理复杂，要求尽可能除去样品中蛋白质以外的其他杂质；(2) 仪器价格高昂（数百万元）；(3) 运行成本极高。目前只在少数研究机构配备这种仪器，短时间内难以普及，以此建立标准的时机尚不够成熟。第二种方法：需要将蛋白质中的氮一直转化到铵盐，将样品在近似于人胃酸度的条件下进行处理，使蛋白质水解成为18种氨基酸，然后用高效液相色谱仪分析各种氨基酸的相对含量，最后再以氨基酸的相对含量推算蛋白质含量。由于在这种条件下，其他含氮物质不可能生成氨基酸，在此基础上再用凯氏定氮法检测一下总氮，如果根据总氮含量折算的蛋白质的含量大大高于由氨基酸折算的蛋白质含量,真相即刻一目了然,样品中肯定添加了伪蛋白。这样设计出的标准就更加科学,漏洞要小得多。高效液相色谱仪的价格不算很高(10 万元以下),一般企业完全可以买得起,具备普及条件。

笔者深信,由于问题奶粉事件对人们健康的影响,不久一定会有新的技术来弥补凯氏定氮法的不足。假设某一项提议得到了支持,并付诸实践,展现在大众面前的就又是一项科技创新或发展,乳制品网络就会重新稳定。但是如果缺乏科学、科学人类学,尤其是 ANT 对此项技术的研究,多年后,我们可能又忘记了这项技术产生的过程,忘记了技术是行为者,是具有行动能力的,而把它作为一项被动的客体对待,从而将社会与科技、人与物分离起来,好像科技是存在于没有文化的真空状态中。这样的弊端在于,没有把社会问题与科技问题放置在同一平台上综合讨论,因而难以有效避免各个环节的脱钩。在乳制品网络中,奶粉和凯氏定氮法这两个行动者是通过相关标准设立而彼此发生互动关系的。在这个过程中,就牵扯到了另外的行动者,即国家。国家标准 GB/T5009.5 - 2003① 规定检测食品中的蛋白质采用凯氏定氮法。在这一与国家标准制定者互动中,凯氏定氮法被赋予了法律意义,这不同于它在实验室中和其他行动者的动态关系。就如同一个人穿上了法官的制服,他的角色和行动就发生了重大的转变,他就成为国家公共权力的行为者。作为标准方法,凯氏定氮法在与乳制品生产者、销售者、消费者的互动中,就体现了一个国家的控制权力,具有强制性和权威性。它同时也体现了现代权力对标准化、科学化、统一化的逻辑理念的追求。比如,国家标

① 该国家标准已被 GB/T5009.5—2010 所取代。

准 GB/T3935.1－1996 对标准化做出这样的定义：为在一定的范围内获得最佳秩序，对实际的或潜在的问题制定共同的和重复使用的规则的活动。因此，作为标准方法的凯氏定氮法，必然要掩盖其产生的具体而特殊的社会历史政治条件，而展现其客观性、广泛性和通用性。

在问题奶粉事件引起的一系列有关食品安全、信任危机的反思中，在指责无良企业的违法和个别官僚机构的渎职行为时，人们认为添加伪蛋白和防止添加伪蛋白本身属于社会科学的范畴。因此，人们提议：在设计标准时，既要考虑冷冰冰、硬邦邦的易于量化的自然科学技术因素，又要考虑鲜活多变的难以量化的人文社会因素。人们要求在发展中不断完善标准，政府主管标准化和标准管理工作的部门要及时淘汰过时的老标准，组织设计制定更加符合科学发展观的新标准。笔者认为，这一系列的良好愿望仍然是建立在将自然与人文、客体与主体分离的现代二元论基础之上。这种二元论哲学体系是现代权力制度运行的基础。标准化制度正是现代管理模式的典型代表。它的局限性在于掩盖了世界的多样性、多变性、特殊性和具体性。布鲁诺·拉图尔认为，现代社会正是不断地创造一个纯粹的客观世界。然而，它试图掩盖的却是客观世界被分离的一系列动态过程，包括人的活动也包括物的活动。可是恰恰是在这一过程净化(purification)中，产生出许许多多的自然与社会、科技与文化的混合体(hybrid)来。现代社会的问题(比如环境问题)更多展现的是复杂的网络，早已超越了科技领域涉及的方方面面的利益。这种复杂性也从问题奶粉事件中得以体现。任何一个环节、任何一个行为者的活动都会引起整个网络的不安与躁动。当一个社会越来越现代的时候，人们会发现人和物、科技与社会越来越融合。如果我们还固守西方二元论的哲学思想去观察认知世界,我们就会感到疑惑和迷茫。

表面上,ANT 赋予我们一个社会学的视角去观察认识科学技术,但是它更为深层的意义却在于:它打破了社会(society)和自然(nature)的绝对意义上的区分。正如布鲁诺·拉图尔在他的《我们从未现代化》一书中指出的:任何世界上事情都是两者的杂交体(hybrid)。布鲁诺·拉图尔进一步挑战社会学的研究对象,即严格意义上的所谓社会抑或社会性的,因为这种提法本身就建立在社会和自然的区分的假设基础之上,似乎是存在人和物两个有本质区别的世界。其区别在于人是主体,物是客体;人有主观性,物只有客观性;人可主动地改变物,物只是被动地接受改变。ANT 的发展赋予物和人同等的能动性,从根本上动摇了西方二元论的哲学思想,从而避免了社会化主义(sociologism)和技术主义(technologism)两种极端的出现。布鲁诺·拉图尔认为社会是科技的社会,科技是社会的科技。正如他所言,我们从未面临客体或者社会关系,我们面对的是人和物组成的链(chain which are associations of humans and non-humans),没有人见过纯粹的单一的社会关系(social relation by itself),也没有纯粹的单一的科技关系(technical relation)。从问题奶粉事件中凸显出的乳制品网络恰恰展示出了这个复杂的科技社会的现实世界。将科技仅仅作为受动的客体,不去深究其产生的历史、社会、政治、经济,甚至是文化条件,或将社会分离于科技之外,不把科技作为重要的社会行动者,只是照搬挪用具体的技术与社会制度,都必将引起一系列的无法预知的科技社会问题。

参考文献

Callon, Michel, and John Law. "Agency and the Hybrid Collectif," In

South Atlantic Quarterly, 1994(2): 481 - 505.

Kjeldahl, J. (1883) "Neue Methode zur Bestimmung des Stickstoffs in Organischen Körpern" ("New Method for the Determination of Nitrogen in Organic Substances"), *Zeitschrift für analytische Chemie*, 22(1): 366 - 383, 1883.

Latour, Bruno, and Steve Woolgar. *Laboratory Life: The Social Construction of Scientific Facts*. Beverly Hills & London: Sage, 1979.

Latour, Bruno. *We Have Never Been Modern*. London: Prentice Hall, 1993;

—— *Science in Action: How to Follow Scientists and Engineers through Society*. Harvard University Press, 1988;

—— "Technology is Society Made Durable," In John Law ed. *A Sociology of Monsters: Essays on Power Technology and Domination*. London: Routledge, 1990: 101 - 131;

—— *Pandora's Hope: Essays on the Reality of Science Studies*. Harvard University Press, 1999.

Law, John. "Networks, Relations, Cyborgs: on the Social Study of Technology," published by the Centre for Science Studies, Lancaster University, Lancaster LA1 4YN, UK, 2003. http: //www. comp. lancs. ac. uk/sociology/papers/Law-Networks-Relations-Cyborgs. pdf.

化学化工大辞典：下.北京：化学工业出版社，2003：1978.

魏天俊，冯光瑛，刘景清.氮的有机元素分析历史和基耶达的贡献.大学化学，1997(12)：3.

中华人民共和国标准.GB/T 3935.1 - 1996 标准化和有关领域的通用术语 第一部分：基本术语.

中华人民共和国标准.GB/T 5009.5 - 2003 食品中蛋白质的检测.

第五论　跨界与共生：全球生态危机时代下的人类学回应

翻阅近年来的人类学期刊，尤其是2010年来的欧美人类学期刊，可以明显看到一个趋势：动植物的回归、“自然”的回归、多物种的回归、本体论的回归。各大名校的出版社都争先恐后地出版有关环境、生物、微生物的民族志。这些现象见证了“多物种民族志”的显现。这个趋势是基于人类社会和我们赖以生存的自然界，特别是我们的居所地球所面临的共同危机而导致的。人类学界并不缺乏对非人类物种的研究，从早期的路易斯·亨利·摩尔根（Lewis Henry Morgan 1868）的《美国的河狸和他的工作》（*The American Beaver and His Works*），到列维-施特劳斯（Levi-Strauss 1963）笔下的“有益于思考”（good to think）和马文·哈里斯（Marvin Harris 1985）的“有益于吃”（good to eat），动植物通常是人类消费的对象，无论是语意符号还是物质的意义上，飞禽走兽在人类学家的世界里常常和人类创造的文化意义世界相连。而在多物种的民族志中，动物、植物、细菌、病毒和微生物都成为主角，和它们的同伴物种（人类）占有同样的地位和分量：它们不再是消费的对象，而是和人在一起，共同制造、生产、编织着大家赖以生存的时空和星球。正如唐娜·哈拉维（Donna Haraway 2016）所提倡的，这是一种“有益于共存”模式。这种共存模式意味着人类和周遭的动植物能够更加深入地参与彼此的生活。在多物种民族志中，没有所谓的中心控制机制，也没有宏大而简单的归因模式，更没有所谓的命运主宰者，所有的行动者都在一起生产、工作、消费、维持、生存、灭亡和重生。

全球生态危机：人类纪/资本纪—克苏鲁纪

20世纪80年代密歇根大学的生态学家尤金·斯托莫(Eugene Stoermer)提出了人类纪的概念，2000年他和诺贝尔化学奖得主保罗·克鲁岑(Paul Crutzen 2000)共同提出使用人类纪来描述一个地球历史的新的纪元。他们认为200年前蒸汽机的发明开启了这段历史，从此，人类的行为开始成为改变地球的主要动力。在人类纪的相关叙事中，普遍将人类看作目前全球气候变化、物种灭绝的罪魁祸首。人类纪这一生态学领域中的概念一经提出，就迅速蔓延到人文学科领域，引起广泛深入的讨论。与此同时，人类学家也开始寻求运用相关的理论工具来参与有关全球生态环境危机的讨论。多物种民族志即是人类学家尝试如何在人类纪中写作的一种学科实践，它的出现也是建立在解构主义基础之上的另一股力量表现，即本体论人类学的回归①。

与人类纪并行使用的很多概念中，一些马克思主义生态学家、环境学家提出了一个颇具学术批判力的概念——资本纪(capitalocene)。这一概念形成于2009—2013年间，并于2016年在摩尔主编的《人类纪还是资本纪》(*Anthropocene or Capitalocene*)一书中被明确界定为："资本纪不是作为社会经济系统的资本主义，而是作为将自然组织成

① 本体论人类学也是对全球生态危机的响应，主要重拾并发展了列维-施特劳斯和索绪尔的结构主义理论。它有过度概念化、抽象化和缺少政治性的种种非议，笔者希望能够承袭哈维拉的理论谱系，因此在此不详述人类学本体论的回归。有兴趣的读者可以参见 Kohn, Edurdo. "Anthropology of Ontologies," *Annual Review of Anthropology*, Vol.44: 311-327, 2015.

为一个多物种、本土化、资本主义世界生态的资本主义体系。”(Moore 2016：6)这个概念提醒我们，目前的危机是由资本主义生态体系中对自然的“廉价化”造成的。所谓廉价化，不仅仅指在资本主义体系中，被加工的自然原料价格低廉，更是强调自然在其伦理—政治体系中所处的低级的地位。我们经常看到殖民主义、种族主义把自己的歧视对象和自然联系在一起，将其比喻成蛮荒之地，有待(人类)文明的触摸，等等。因此即使在幼儿园小朋友的绘本中我们都可以看到：非洲的代表是“野生动物”，而美国的代表是“迪士尼乐园”。相对于现代化文明，自然的廉价一目了然、不言自明。

除了人类纪和资本纪地球史的概念，著名女权主义哲学、科学技术学(Science and Technology Studies，STS)研究学者哈拉维在其2016年的新作《与麻烦同在》(*Stay with Trouble*)中，提出了另外一个概念——“克苏鲁纪”(chthulucene)。这是她自己联合希腊语词根khthon和kainos创新的新词，用以描述现在我们所处的地理历史概念。这个时空概念孕育着哈拉维的女权主义哲学思想，帮助我们学会与在被毁坏的星球上，有回应能力地与生死存亡这些麻烦同在。第一个词根khthon是一种时间观，是当下的意味，是新事物的开始和正在发生(ongoingness)，它既带有历史遗产的印迹，又不为其所累，充满了活在当下的可能。第二个词根kainos是一种源于大地的存在(等同于海德格尔哲学中的“being”[存在]，德勒兹哲学中的“becoming”[生成])，这种存在如同蜘蛛摸索前进，进行结网的活动，随遇而生。使用克苏鲁纪来描述这种存在也是哈拉维一贯的哲学思想的延续：从赛博(cyborg)到跨物种伴侣，她从不惧怕跨界生存，并且认为跨界、杂交就是原本的现实。采用克苏鲁纪这个词，不仅仅是哈拉维的文字游戏，更是她后现代女权主义的风范所在。她对人类纪和资本纪的批判在于这些故事中缺乏生机，没有正在发生的现实；作为物种的人被赋予了太多的中心地位，似乎人加上工具就可以创造历史，这显然是大写的人（Man）的无知与自大的反映。同时人类纪和资本纪对应的社会机制都过于居高临下，过于迷恋和依靠程式化的官僚体系。那是因为本质上，人类纪的使用者局限于富有地区的知识分子阶层，并明显带有西方个人主义的文化预设，个体为争夺资源而处于一种敌对的竞争状态。由于这些与生俱来的性别、阶级局限性，人类纪不能也根本也无法想象共生机制，比如共生系统（sympoiesis）、共生（symbiosis）、共生起源（symbiogenesis）。因此依靠物竞天择、适者生存的个人主义是无法有效应对当下危机的。资本纪针对资本主义体系，无论是对经济社会体系还是对生态体系都有很强的批判力，但它也同样有现代化的原罪，依旧暗示一种进程、发展和大历史，最终仍采用鸟瞰式的视角和思维方式，指向的只能是人类自负的一揽子计划、因果决定论和目的论。在哈拉维眼里，这些都是父权社会的产物，不是也不应当是后现代女权主义的路径。哈拉维希望用克苏鲁纪启发我们讨论：在当下瘢痕累累的地球上跨界共存的可能性，既不盲目自大也不坐以待毙，探索一种不同于以往的从上至下的权威性、上帝般的叙事方式，期待这种方式带给我们跨界生存、万象共荣的希望。

在对人类纪和资本纪的回应中，有两种论调显得格外活跃：一种仍然保持对科学技术的信仰，非常乐观地认为目前的危机是暂时的，不需要恐慌，随着技术的创新，这些都是可以解决的；第二种是一种“游戏结束了，一切都完了”的悲观末世论。在环境人口多重危机、生物多样性遭到破坏的当下，这种末世论比起科技修复的论调有更强的说服力和影响力。哈拉维对这两种论点都不以为然，她号召我们“一定要思考，思考是必须的”。这种末世论的消极并拒绝思考的态度无异于当年纳粹战犯所犯下的罪行，因此对于环境危机的讨论和思考迫在眉睫。人类纪的提出以及哈拉维的克苏鲁纪的回应，给我们带来的根本启发，是思考作为地球物种之一的人类在大地苍生中的位置。以往各种边界分明的个体主义思想都必须抛弃，因为它们无法回应人类纪和资本纪中诸多的环境生态问题。那么以人类为学科名称的人类学，应该如何审视自己学科研究的对象、理论和方法，并作出怎样的创新以孕育一种与世界一切生命物种同生共存的回应能力呢？

全球生态危机的人类学回应

面对全球生态危机和人类纪、资本纪，针对克苏鲁纪理论提出的新要求，人类学仍然是在两大学科特色上予以回应：一个是理论上对文化的理解，另一个是民族志方法的贡献。有关人类学理论的讨论，最新的成果主要集中在对本体论的重新认识上，这也是主张本体论人类学的一股力量。而有关民族志的贡献则主要集中在多物种民族志（multispecies）的出现上。如前文所述，本体论的回归主要是列维-施特劳斯结构主义追随者在亚马孙流域做田野研究的法裔学者发起的，其中以德克拉（Descola）的新泛灵论（animism）和维维罗·德·卡斯特罗（Viveiros de Castro）的角度论（perspectivism）及其提出的自然多元论（multinatualism）最有代表性。他们都承袭了列维-施特劳斯利用民族志提供的数据进行文化比较研究的学术传统，所要解决的问题是一个困扰欧美学者多年的问题：从康德认知论转向哲学影响下的社会科学领域内社会建构论的局限性，尤其是仅仅对认知论进行考量，最终的结论只能是“自然是文化建构”的这一看似颇具启发性但又非常无力的结论。由于它最终将改变现实、解决危机的力量都赋予了人类，从而又陷入了人类中心论的怪圈，无法应对危机。本体论人类学者通过对亚马孙流域人群的研究，引入他们的当地概念，指出西方观念认为的只有相似外表而内在精神不同所导致的差异性存在的原因其实是一种西方的“自然主义”，这导致自然成为游离于我们主体自我存在的客体。尤其是维维罗·德·卡斯特罗的自然多元主义的提出，让我们清晰地看到以往的人类学是建立在自然/文化两分法基础之上的：自然是普遍存在的，到处都是相同的，不同的是文化，文化是自然的不同表达形式而已。所以，自然多元主义的提出是想唤起另一种颠覆性的思考方式，彻底脱离西方思想体系，看看是否可能存在着不同现实。这里的文化只有一个，不同的是自然；精神只有一个，不同的是肉体。毫无疑问，这些人类学理论的讨论和智力训练，在回应全球生态危机中给我们带来了新的思路。但是笔者更加认同哈拉维的观点，认为他们仍然意在解释一切、计划一切的抽象宏大概念，比如形而上学。本体论本身带有强烈的性别权威色彩，不利于我们生产出更多有生命力、给人以希望并生活在当下与麻烦共存的具体故事叙述。这也是哈拉维“情景化知识”(situated knowledge)的一贯主张。而人类学的另外贡献——民族志恰恰契合了这种要求。人类学者总是具有不停地对既存现实提出疑问的潜力。作为一个类别，人的边界曾不断受到挑战，奴隶、女人、残疾人甚至犹太人在历史上都不是“人”，都是阿甘本(Agamben 1998)笔下的可以被抛弃屠戮的“赤裸生命”(bare life)，那么很显然，当下的“赤裸生命”就包括了植物、动物在内的其他物种。当禽流感、疯牛病等健康危机出现的时候，大规模宰杀禽类的行为屡见不鲜。这样的治理可谓弊端累累。是严防死堵、因势利导还是共生同存？该如何改变思路来思考问题或改变隐藏在故事叙述背后的故事？而正是这个隐形的故事不断将其讲述的故事规则化、统一化，或将之作为他者，或将之作为替代。因此，假如这个隐形的故事不改变，就无法真正改变处理全球生态危机的方式，而寻求新的讲述方式是人类学不可推卸的责任。也正是在这个意义上，多物种民族志的目的不应该设定为把声音、能动性或主体性还原给非人类的生物体，将他们视为“异域”文化的代表，视为不同的“他者”。它的目的是迫使我们对我们现有的分析工具，即这些认识自然的类属方式进行彻底的、激进的再思考。

在讨论多物种民族志的实践之前，笔者希望讨论一下两位人类学家的经典理论，它们是多物种民族志实践者承袭的重要理论谱系。第一个是英国人类学家玛丽琳·斯特拉森(Marilyn Strathern)对于亲属制度的贡献和她提出的要学会“自然之后”(after nature)的思考。斯特拉森认为人类学是一种知识实践，是将关系置于其他关系之中所做的研究。亲属制度这一人类学的经典的有关关系的概念，被用来研究人类和自然世界的关系：“通过亲属关系，我们需要理解的并不仅仅是亲属之间的互动关系，还有这些关系是如何构建起来的。性、基因传递、生育，这些生命事实曾经是夫妻、姐妹、父母和孩子关系形成的基础，因此也被视为亲属联系的基础。而融入这种生殖模式的是自然显示和社会建构的结合。这些有关亲属关系的想法给予我们的是一个理论，一个关于人类社会和自然世界关系的理论。”(1992b：5)她针对英国社会的亲属关系做的演讲很明确地提到，是关系创造了个人，而不是个人先于关系存在。以此类推，是人类和自然的关系产生了人和非人类的区别，人类和非人类的存在是置于某种特定文化/自然关系的结果而不是前提。她提出，当自然需要受到保护的时候，它作为文化表达的基础地位就受到了挑战。斯特拉森的理论在很大程度上和哈拉维有异曲同工之妙，这也是因为她们都是女权主义学者。斯特拉森的理论建立在她早期在印度尼西亚的民族志田野，她关注的是生殖和性别以及亲属关系。2004年，她在《部分关联》(*Partial Connections*)一书中展开了和哈拉维的赛博概念以及自己早年马来西亚有关人格(personhood)的对接，建议使用“部分关联”(partial connections)作为分析工具来思考我们以往对于关系的理解，希望能够从以往的文化多元论中走出来。她指出这种多元化(plurality)的模式给人类学的只能是多个“单一社会”关系并将它们联结起来，但是它们各自相对于其他社会仍然是外来者。这种思路导致针对外来者的政治只局限于同化、保护和文化多元三种模式，而它们在现实中都有弊端，无法真正实现一种融合的共生，无法真正意识到自己和他者的同生共存现实。所以斯特拉森主张用“部分关联”来替代以往对于实体(entities)的概念化理解。这些实体是从关系中产生，这种关系不是外在的联结(inter-connections)而是巴拉德(Barad 2007)所说的内在联结(intra-connections)。斯特拉森借用了当代几何学上的分形(fratals)概念来直观描述这种新的实体和关系的联结。它们的界限允许其他的身形进入又不到处侵占，是一种内含的区分。分形也拒绝“部分和整体”的传统思考：“研究个体例子的时候，就进入了一个混乱的状态，没有中心的结构，没有地图，有的只是无尽的万花筒式的变化组合。”(2012：pxvii)分形中的各部分都是像万花筒般的内联关系，所以关系本身不是置身于部分之外而是与部分为一体。也就是关系先于这些实体存在。万花筒式的相似和不同的并存以及这种没有整体的部分的关联被斯特拉森称为“部分关联”，这使得我们可以找到一个不同的叙事，来说明一些事物是如何能够看起来既包含在一起又维持不同的特色的。斯特拉森希望超越自我/他者、公共/私有、身体/精神两分论，找到不同于“总体由部分组成”的这种思路。部分的联结给多物种民族志一个新的理论视角，去探寻各种生态的不同物种共生同存关系。

第二个是法裔社会人类学家拉图尔（Latour 2007）的理论主张。他对于我们的启示更多的是颠覆了传统社会学理论，将描述作为研究和写作的重点。他的社会学不是“社会学”（sociology），而是“形成社会的学”（asociology）。在笔者看来，他提出的“行动者网络理论”更多的是一种方法论上的贡献，也是哈拉维“情景化知识”的另一个版本，而不是一个超验的高度抽象的哲学理论体系。他提出最好的解释就是详尽描述，这种没有解释清楚就是因为没有描述清楚的论点，笔者深以为然。当然更多的人认为他的贡献在于将人、物都赋予了能动性，并将之纳入相同的分析框架和体系进行研究，这也是很多当下STS学者热衷ANT的原因。但是拉图尔的ANT所主张的绝对的人与人、人与物之间的对称性。因此拉图尔的理论缺乏政治性，看不到不平等的各种制度所带来的不公平正义的现实。“很难改变现实”使他长久以来一直受到非难。拉图尔敏锐地观察到了一组平行的现象：政治家总是代言人民，而生物学家则代言非人类的动植物和微生物。于是他从2014年开始了他的还民主于自然的项目。他把现代性视为敌人，他的早期作品主要解构了西方知识体系中“大写的科学”概念。他认为现代化就是问题所在，是人类以进步的名义施以各种破坏的“存在方式”的主要推手。他希望通过民族志方法，尽量少用形而上的东西，最大限度地描述和获取不同的存在方式以及他们之间的生态化关系，并把这视为现代化的解毒剂。但是，他把现代性视为敌人的做法，在哈拉维看来，很可能会落入二元论的陷阱。因为拉图尔的理论一定要通过批判现代化才能实现，即是要通过对敌战争来获取和平。这种叙事不能真正改变已有的现实，要完成拉图尔的与地球相连的故事，我们要减少这种英雄式救赎的二元叙事及其潜在的危险。我们需要的是与麻烦同在的多触角方式，关注持续发生的叙事方法。

多物种民族志的实践

多物种民族志的兴起与人类学20世纪90年代的两个理论取向和实践探索紧密相连。首先，人类学界不断挑战自然和文化二分论，探索自然和文化的边界。近年来西方的学术研究都在寻求对根源于笛卡尔哲学所带来的一系列二元论的突破，这些二元论包括身体/精神、主体/客体、自我/他者等。而自然和文化的关系问题一直贯彻于人类学研究的始终，人类学一直以文化为自己的研究对象。从泰勒对文化的定义到列维-施特劳斯对人类文化的结构剖析再到格尔茨对人类社会的蓝图解释，文化是人类学界不争的研究领域，而这种文化的理解必然制造出“自然”这个范畴。对自然和文化关系的套路自始至终是人类学的重要命题之一。文化/自然是否可以突破，突破后对人类学学科的影响是什么，这决定了对自然和文化边界的讨论必然是人类学的理论热点。其次，人类学界关注日常生活中的热点问题：生态平衡与环境危机，用自己的民族志成果参与因生态危机引发的相关政治、经济、法律和伦理界的讨论。从马林诺夫斯基对殖民体系的批判到弗朗茨·博厄斯(Franz Boas)对种族生物决定论的声讨，从萨林斯(Marshall Sahlins)对经济体系的分析到乔治·马库斯

(George Marcus)对世界体系与全球化的研究,人类学从诞生之日起就和当时的社会热点问题相关。人类学不是精英知识分子智力游戏的产物,而是时刻关注并致力于改善人类生存环境的结果。而当今的生态危机正是人类乃至地球生死攸关的问题,人类学对它的关注也就理所当然了。因此,多物种民族志的出现和兴起也正是这两个学术取向扩展融合的结果。

2007 年,人类学家爱德华多·康(Eduardo Kohn)提出了"生命的人类学"(anthropology of life),主张"人类学不应当仅仅局限于人,也要关注与人类缠结在一起的其他生命主体"。多物种民族志的研究对象扩展至与人类社会紧密相连的生物体的生活世界,比如昆虫(Raffles 2010)、森林(Kohn 2013)、松茸蘑菇(Tsing 2015)和海洋微生物(Helmreich 2009)。从事多物种民族志的实践者主要来自科学技术学、环境研究和动物研究三个领域,并且都是礼貌的"拜访者"。拉图尔也希望人学家承担不同存在方式之间的"外交"工作,而哈拉维的"拜访"(visiting)则来得更加真诚。"拜访"是人类学家的研究工具,它要求人类学家好奇而不猎奇,对不同的事物保有话题兴趣并具有与之对话的能力。汤普森(Thompson 2005)的共舞(choreography)很好地捕捉了拜访的过程——各个主体一起共舞,生成主客体,这里只有"共同生成"(becoming-with),而没有界限分明的个体存在。比利时科学哲学家、动物研究学者文西安·德普雷特(Vinciane Despret 2005)就通过观察生物学、社会科学等多学科对动物的研究,敏锐地指出:科学家在田野里面的研究行为本身就会影响动物的回应,因为它们是通过科学家观察自己的方式来活动的。科学家及其研究的生物是互相生成的关系,就像德勒兹描述的兰花和黄蜂那样。人类学家不仅要学会拜访人类的他者,在新的人类纪/资本纪也要学会和生物科学家一起拜访其他的物种，学会探索研究者及其研究对象是如何实现“共同生成”关系的。动物、植物、微生物不仅仅是我们认识和解释一个社会、族群、国家文化体系的镜像，同时也是现实的存在，是与我们共存的伴侣。将多物种相伴的现实描述出来，这也是多物种民族志实践者的初衷。通过文化人类学和生物人类学的合作，实践哈拉维笔下的“思辨的虚构”(Speculative Fabulation，SF)追踪模式，从而产生新的跨界生命。多物种民族志摆脱了以往社会科学家由于视域局限带来的窝心的忧郁，也没有沉浸身份政治的狂热，它带给我们的是一种包容的愉悦和出乎意料的惊喜。

多物种民族志具有三个共同的特征：网络式铺陈、情景化联结和开放与希望并举。

首先，多物种民族志探索的是多物种的“接触地带”(contact zone)，这是自然从文化中断裂的地方，也是人类和其他物种相遇的地方。我们从最近比较有影响力的民族志中可以明显感到它的魅力在于“解节”“追踪”和“铺陈”。这让人们认识到多物种就在我们身边，却因为对文化/自然的人为分割而“潜藏”于无形的网络世界。网络中的多物种民族志时常提醒人类不要沉浸于自我的世界。它通过详细描述物种间的联系，让人们看到人类的无知和人类世界的荒诞。它时刻提醒人们不要把习以为常视为现实，真正的现实是各个物种在互相联系中产生和制造出来的。麻省理工学院的人类学家希瑟·帕克森(Heather Paxson 2012)近年的匠心之作《奶酪的生命》(*The Life of Cheese*)就是一本优秀的多物种民族志，其中讲述的奶酪获取了自己的生命。它多纬度地展示了奶酪作坊主、牛、山羊、绵羊以及微生物的生活世界，对后巴氏消毒时代的微生物政治(microbiopolitics)进行了批判性的探讨。在巴氏消毒法盛行的今天，很多微生物细菌被当作必须彻底消灭的有害敌人，而帕克森笔下的手工奶酪作坊主却有意避开巴氏消毒法，恢复了古老作坊式手工制作方法，于是微生物菌种成为美味奶酪不可或缺的伴侣。这本民族志中时常出现很多被忽视的“常识”，它们让我们重新审视大写的“人”（Man）的傲慢和无知。比如在牛奶成为我们早餐的首选，成为“每天一杯，强壮一个民族”的物质资料的今天，牛奶消费者中有多少人会想到“牛奶”的生命故事？有多少人会想到产奶的是处于刚刚生产了小牛犊的哺乳期的母牛呢？2008年的三聚氰胺毒奶粉教会消费者关注奶源地这个概念，一时间对自然的想象充斥于各种乳制品广告市场。吸引消费者的当然是蓝天白云下广阔的大草原及其上闲庭信步、悠闲自得的奶牛，其中暗喻的是自然原野带来的食品安全感。对于消费者来说，产奶的只有“奶牛”这个称谓，却被屏蔽了母牛、母牛的生殖、母牛产后的照料和恢复等一系列的动物生理学。多物种民族志的解释和实践与马库斯在1995年提出的“多点民族志”有很多相同之处。民族志作者致力于跨越地缘，既追踪人类的各种因素是如何融入和创造出不同物种中的“共同生成”（becoming-with）新型本体，也探索其他物种是如何潜入人类进行这种融入和再造的。

其次，民族志是特定文化情景下的描述，多物种民族志也不例外。它提出的必然是一种情景化问题，而不是普适性问题，相同的联系是不可能推而广之、大而化之的。多物种民族志铺陈的联系都是具体的、地方性的。我们需要再一次重申：民族志从本质上和大地相连，它的视角是平视甚至是仰视，而不是俯视。哈拉维在《与麻烦同在》中也讲述了一个包括绝经期女性健康，雌性激素药品，人类的伴侣物种狗、母马，孕期母马的马尿，牧场主和动物保护组织在内的复杂的跨物种生存故事。哈拉维为治疗与之相伴数年的母狗的遗尿症，喂它吃了以前治疗女性绝经期病症的雌性激素药品，从而引起一系列的焦虑，促使她展开了对雌性激素的研究。她追踪雌性激素药品的发展，获取了被常人忽视的知识。比如这些雌性激素药品的来源开始是孕后期妇女的尿液，后来为适应大规模工业生产，研发了从怀孕后期的母马马尿萃取雌性激素的技术。北美市场一度销量最大的口服雌激素倍美力（Premarin）所用的原料，就是从加拿大西部牧场获取的母马马尿。但是这个药品一经研发并投入市场，就受到诸多社会组织的关注。这些组织包括女性健康组织和动物保护组织等。他们各自的知识，都直接影响着加拿大西部牧场数千头母马的生死存亡。女性健康组织有关雌性激素对女性健康有负面影响的报告，导致倍美力市场销量大幅度降低。牧场主为了维持生计，不得不大规模屠杀母马，尤其是不能成功受孕的母马。动物保护组织则要求改善孕期母马的生存环境。多种因素促成另一个产业的兴起——牧场主在网上销售配种的小马驹，良驹得以生存，卖不出去的马驹就难逃被宰杀的厄运。哈拉维讲述的这个故事并不是简单地呼吁保护动物，她非常清楚地指出，在这些故事中，没有任何一方是天然的受害者或者邪恶的受益人。他们是一个多物种跨界生存的显示，其间跨界联结处的细节才是最重要的关注对象。在这里，需要的不是像公理一样空洞无物的声明——“所有事物都是有联系的”，而是在具体时空下的具体联系——“所有的事物都是和一些事物相联系的”。多物种民族志就是追寻这种联系，生产物种之间具体联系的知识。这些故事让我们时刻意识到自己的有知和无知，并学习新知。假如我们响应哈拉维的倡议，主动对自己的思考进行这种“解节”训练的时候，我们就会很清楚地意识到人类和其他物种跨界共存的现实。可惜相关的知识被社会科学、人文研究、经济学、市场研究所屏蔽，并被当作“自然”的一部分，拱手交给了动物学家、生物学家、农业学家等所谓的自然科学家去处理。这种做法无疑再一次强化了“文化”和“自然”的分离。文化是人类学的研究范畴，自然是生物学的研究范畴，问题在于，这些人为划分的范畴本身对当前千疮百孔、生态危机频发的地球来讲，显得非常苍白无力。这也是 90 年代以来人类学者自身的挣扎。在后结构主义哲学理论中，福柯的生命政治赋予我们强大的批判武器，去研究各种不同的“人”（比如精神疾病患者、女人、同性恋等）是如何作为生物的主体在各种权利关系中生产和再生产的，并成为现代新自由主义国家的治理工具。但是“人”作为地球上的一个物种，和其他物种的关系是怎样的；“人”如何与其他物种，如动物、植物甚至微生物共生共存，却恰恰是多物种民族志邀请人类学者前来探索的领域。它希望联合生物人类学者、文化人类学者甚至生物艺术家来共同畅想，创制新的篇章。

最后，令人惊喜的是，与 20 世纪 90 年代民族志那种酣畅淋漓、入木三分的批判文风不同，多物种民族志的叙事风格给人带来了更多的希望。如罗安清的《末日松茸》中，作者跟随松茸蘑菇所编制的网络，实践着哈拉维所说的“共同诗性”（sympoietics）。当下，一种不可测的危机感遍布全球，缺乏安全感的焦虑也成为常态。面对被破坏的生态世界，罗安清意识到资本的“回收积累”（salvage accumulation）和“补丁资本主义”（patchy capitalism）是在尚未资本化地区存在的常见资本主义形式。这种资本主义早已不能兑现关于进步、安全的承诺，却有着巨大的力量将现有的危机予以扩展和强化，使得人类和其他物种一样，每天都要承受危机带来的恐惧。而这些地区往往是贫困地区，当地人不能安居乐业，其生态系统也早已遍体鳞伤。罗安清的民族志没有玩世不恭的愤世嫉俗，也没有去寻求所谓的救赎。面对危机，她既不忽视也不简单地把它归因于资本主义、市场等空洞的毁灭性的结构力量，而是在废墟中寻找出乎意料的勃发生命。这也是为什么她的书中会不经意地冒出很多漂亮的小蘑菇，给人以惊喜和希望。她想探寻的是“在一个千疮百孔星球上生活的艺术”，也是在资本主义废墟上获取生机的可能和希望。松茸蘑菇展示的正是一个在被破坏的生态环境中的一种合作共存。叙事本身就是一种思考的实践，故事这么讲，既尊重现有事实，又成为一个开放的体系，给读者与后来者以希望和改变的潜力。这正是我们人类学面对危机时的回应。多物种民族志讲述的是一个不同的故事，展现的是当代人类学家敢于思考和实践的勇气与能力。

值得一提的是，多物种民族志的出现也促使人类学家和来自各个领域学者的合作，创造性地借鉴不同领域的工具和手法展开研究工作。比如2008—2010年三年间，在美国人类学年会上的多物种沙龙，就是由一系列讨论小组、圆桌会议以及艺术画廊组成。它云集了人类学家、艺术家和生物科学家，他们用不同的形式展现对跨界共生的理解，阐释多样的生物体是如何在政治、经济和文化的体系中缠结在一起的。从一开始，多物种民族志就是一种跨越学科界限的新形式探究，打破了传统的研究者和研究对象、主体和客体、文化和自然的界限。它也是人类学家从90年代“文化”危机以来一直进行的一个实验。在这里，艺术家成为民族志作者，民族志作者也成了艺术家，这种对其他领域的勘察和实践，再一次证明了一种跨界合作的共生新型本体的存在。笔者不久前发表的文章已经介绍了合作民族志的产生，并以罗安清的世界蘑菇集团项目及其成果（包括但不限于她个人的民族志《末日松茸》）为例，对合作民族志进行了评议。这个“合作”引起了学界人士的很多望文生义的误解。我们所指的“合作”

不是结构功能主义的产物，也非那种讲求高效的协调一致及分工合作的流水线作业。这种合作的基础不是“和谐”更不是“高效”，相反是一种共生的生存，是“与麻烦同在”当下的一种心态和状态。我们看待自己的研究和作品也是一样：它们不是边界分明的个体创作，而是一种共同生成，与合作者一起的共生，一同实现着向对方的转变。合作民族志在多物种民族志中的合作者扩大到非人类物种，人类学家必须学会在新的全球生态危机时代，与他者共生同存，一起变化。如果一定要用“遗产”来说明问题，那么我们沿用的是后结构主义以来与生物学呼应的理论谱系，从德勒兹的根茎植物式的生成(becoming)到后现代女权主义哲学家哈拉维的跨物种伴侣的共同生成(becoming-with)，“合作”试图发起一种集体性的思维和实践，用以生产更多的亲属关系。这种亲属关系既不限于传统的家庭、血脉、基因，也扩展到其他物种。最终我们都是一个星球上的生物体，“人的本性即是物种间的关系”，与大地上的生物联姻是人文的本质。

参考文献

Agamben, Giorgio. *Homo Sacer: Sovereign Power and Bare Life*. Daniel Heller-Roazen, trans. Stanford: Stanford University Press, 1998.

Barad, Karen. *Meeting the Universe Halfway: Quantum Physics and the Entanglement of Matteer and Meaning*. Durham, NC: Duke University Press, 2007.

Crutzen, Paul J., and Eugene F. Stoermer. "The Anthropocene," In *Global Change Newsletter* 41: 17 - 18, 2000.

De Eduardo, Viveiros. "Cosmological Dexis and Amerindian Perspectivism," In *Journal of the Royal Anthropological Institute* 4(3): 469 - 488, 1998.

Deleuze, Gilles, and Felix Guattari. *A Thousand Plateaus: Capitalism and Schizophrenia*. Minnepaolis: University of Minnesota Press, 1987.

Descola, Philippe. *Beyond Nature and Culture*. Translated by Janet

Lloyd. Chicago: University of Chicago Press, 2013;

—— *The Spears of Twilight: Life and Death in the Amazon Jungle.* London: Flamingo, 1997.

Despret, Vinciane. "Sheep do have Opinions," In Bruno Lature and Peter Weibel, ed. *Making Things Public,* 360 - 368. Cambridge, MA: MIT Press, 2005.

Dosse, Francois. *Gilles Deleuze and Felix Guattari: Intersecting Lives.* (*European Perspectives: A Series in Social Thought and Cultural Criticism*). Columbia University Press, 2010.

Haraway, Donna. *Primate Visions: Gender, Race and Nature in the World of Modern Science.* New York: Routledge, 1989.

—— *Stay with Trouble: Making Kin in the Chthulucene*. Durham and London: Duke University Press, 2016.

Harris, Marvin. *Good to Eat: Riddles of Food and Culture*. Waveland Press, 1985.

Helmreich, Stefan. *Alien Ocean: Anthropological Voyages in Microbial Seas.* Berkeley: University of California Press, 2009.

Kirksey, Eben S, and Stefan Helmereich. "The Emergence of Multispecies Ethnography," In *Cultural Anthropology.* Vol. 25, Issue 4: 545 - 576, 2012.

Kohn, Eduardo. "How Dogs Dreams: Amazonian Natures and the Politics of Transspecies Engagement," In *American Ethnologist* 34(1): 3 - 24, 2007;

—— *How Forests Think: Toward an Anthropology Beyond the Human.* University of California Pres, 2013.

Latour, Bruno. *Reassembling the Social: An Introduction to Actor-Network-Theory.* Oxford University Press, 2007.

Lévi-Strauss, Claude. *Totemism.* translated by Rodney Needham. Boston: Beacon Press, 1963.

Marcus, George E. "Ethnography in/of the World System: The Emergence of Multi-Sited Ethnography," In *Annual Review of Anthropology* 24: 95 - 117, 1995.

Moore, Jason W. *Anthropocene or Capitalocene?* Oakland, CA: PM Press, 2016.

Morgan, Lewis Henry. *The American Beaver and His Works.* Philadelphia: J. B Lippincott, 1868.

Morgan, Lewis Henry. *The American Beaver and His Works*. Philadelphia: J. B. Lippincott. 1843.

Paxon, Heather. *The Life of Cheese*. University of California Press, 2012.

Raffles, Hugh. *Insectopedia*. New York: Pantheon, 2010.

Strathern, Marilyn. *After Nature: English Kinship in the Late Twentieth Century*. Cambridge: Cambridge University Press, 1992a;

—— *Reproducing the Future: Anthropology, Kinship and the New Reproductive Technologies*. New York: Routledge, 1992b.

—— *Partial Connections: Updated Edition*. Alta Mira Press, 2004.

Thompson, Chris. *Making Parents: The Ontological Choreography of Reproductive Technologies*. Cambridge, MA: MIT Press, 2005.

Tsing, Anna. *The Mushroom at the End of the World: On the Possibility of Life in Capitalist Ruins*. Princeton University Press, 2015;

—— "Unruly Edges: Mushrooms as Companion Species," In *Environmental Humanities* 1: 141 - 154, 2012.

第二部分

第六论　医学人类学研究的“沃土”：生育

当代医学人类学中对生殖的讨论，所用的英文一般为“reproduction”。历史上，仅就繁殖的意义来讲，英语中 generation 的使用比 reproduction 更早。两者相比，reproduction 更具生物学的色彩，而 generation 更具宗教中世代的意涵。reproduction 是由布封(Buffon)第一次发展出来的，后来黑格尔又对其进行了发展。中文的生殖、繁殖一般译为英文 reproduction。历史学家路德米拉·约旦多瓦(Ludmilla Jordanova)在(“Interrogating the Concept of Reproduction in the Eighteenth Century”)一文中指出，reproduction 一词用于人类在生物意义上的繁殖可以追溯至 18 世纪，它的产生与当时政治经济学的“生产”(production)的概念相连。因此，我们从自然历史发展上可以看出，reproduction 是特定物种内部生命组织的一种方式，那么从这个意义上讲再生产不是一种“个体”层面上的概念，而是从组织的概念中发展的组织再生的过程。

20 世纪 90 年代医学人类学家金斯堡和拉普(Ginsburg & Rapp 1991)提出的“生殖政治”(politics of reproduction)概念，将对生育领域的研究从学科边缘的补充性地位提升为中心议题。很多学者都视这一发展为生育社会学、人类学研究的里程碑。他们将生育与社会、个人与政治，以及地方与全球联系起来。金斯堡和拉普将和生育相关的话题，如怀孕、分娩、避孕、堕胎、绝育、不孕不育、领养等研究放置于“生殖政治”的框架下讨论，他们强调“女性生殖的所有方面都不是普遍或者统一的经验，所有这些现象都不能脱离自己所处的社会情景框架去理解”。这里的社会情景，指的是国家、市场、社会运动、社会文化规范和社会不平等的权力关系，这些复杂、相互缠绕的权力关系形塑了个体的身体经验。2012年，女权主义科技研究学者墨菲(Murphy)将生殖定义为“不仅仅是有明确界限的生物过程，而是和国家、种族、自由、个性和经济等问题直接相连，具有时间和空间的分散性，是通过微观的具身化的体验与更大的国家乃至跨国结构相连”(2012：10)。正是在这样一个延展的概念框架下，近年来生殖领域中的社会科学研究开始占据学术主流的重要地位。笔者一直记得医学人类学家贾奈儿·泰勒(Janelle Taylor 2004)在一篇评述中记录了自己1990年在芝加哥大学人类学研究生时期的经历。当她对一位人类学教授讲述自己的博士研究选题是生育时，这位教授的反应是自己对这个话题一无所知，他还强调“我只对大的话题感兴趣”。时隔24年，医学人类学领域中有关生育的问题吸引了无数学者的眼光，生育成为研究社会生活的出发点。综合近半个世纪的发展，笔者认为在当今的医学人类学界，生殖领域的人类学研究堪称是一片沃土，以丰富的经验性研究培育着新的理论。本论不可能面面俱到，仅从医疗化所带来的生育体验的转变、不孕不育与辅助生殖技术、优生与选择性生殖技术和近年最新的生殖环境这四个方面对人类学生殖领域的理论框架及其经验研究作简单的评述。

生殖的医疗化和生育体验

20世纪70年代，在女性健康运动的推动下，产生了诸多围绕女性身体的医疗知识和实践，这在很大程度上推动了女性健康的改善，特别是生殖健康成为医学界针对女性的特色科室。这些医学上的发展也直接影响了社会科学的相关研究。特别经典的是约旦(Jordan)1983年对四种不同文化背景下分娩生产进行的比较分析，和戴维斯-弗伊德(Davis-Floyd) 1992年对美国医院产妇分娩的文化进行的研究。在他们的启发下，大量医学人类学文献对生物医学和临床医生的专家权威以及对生殖的医疗化进行批判，呼吁建立更加人性化的生产照料服务。这也是欧美一些国家"家庭分娩"运动兴起的原因之一。如今在医院分娩生产已经成为日常实践，在这种背景下，很多讨论集中在医疗干预措施的必要性上，女性的身体在专家权威的凝视下变得越来越成为一种客体，而其主体能动性在医院的场景下却受到严格的限制。这些限制常常以"管理"为名进行。这也是现代化进程中，世界各地的妇产科医生一度青睐剖宫产的原因所在。笔者在自己的田野研究中见证了我国二线城市在21世纪初的时候，各大医院妇产科剖宫产率远远超过40%。所有剖宫产的产妇在产后都能给出一个不做不行的原因。但事实上，在临产当时，很少有人面对医护人员的压力能够坚持自己"顺产"的主张。不仅如此，研究还显示孕妇和产妇在医院的经历还受到其阶层、种族的影响。即使是中产家庭女性，也表示在生产的过程中努力符合社会文化规范对理想女性形象的描绘。

随着医疗知识的发展，临床实践经验的增加，对孕产妇身体的控制也从医院扩展到了院外的围产期日常生活中。女性在整个孕期内，都要按照常规进行例行的妇科检查，也就是我们通常说的孕期保健。各种相关媒体都会提醒孕妇对自己的身体健康状况进行检测。一些常规使用的医学保健设备也从医院走到了家庭，很多孕产妇都购置了血糖检测仪、听诊器、胎心监护仪等，以方便随时随地对自己及胎儿的状况进行检测。不仅如此，孕期保健已经扩展至受孕之前，各种宣传材料时时刻刻教育女性如何备孕,才能改善自己的子宫环境,最后生产出健康的宝宝。比如众所周知的要补充叶酸和钙。这些医药/保健品的使用无疑催生了孕期用品的市场。从女权主义角度来看,所有这一切泛医疗的知识、医疗器械和保健/医药用品都进一步加重了女性的“生殖责任”(Armstrong 2003)。

在女性“生殖责任”的讨论中,很多学者都深受福珂“规训”的微观权力(disciplining power)理论的影响和启发,提出“规训生殖”(discipling reproduction)的概念,并研究这一过程的产生。其中克拉克(Clark 1998)就将生殖作为一个学术研究领域,从权力的角度考察这门学科形成的谱系。他分析了包括生物学、医学和农业等各种领域中,生殖相关的知识体系从20世纪不断规范化的过程,展现了科学和医学如何实现对生殖体的控制。可以说,随着医学知识的扩展,日常生活中这种规训生殖(或称规范生殖)对生殖体(尤其是母体)的控制逐渐强化。在“规训权力”理论的影响下,医学人类学家丽萨·沃克(Lisa Handwerker 2002)在其20世纪90年代有关中国使用辅助生殖技术的田野调查中发现,当时中国大多数不孕不育的家庭寻求更多的是中医治疗。中医治疗妇科疾病有很久远的历史,其理论认为女性月经周期和生殖的生理行为会使女性失血,相对于男性而言女性更容易受到“阴”的影响。生育力以血液畅通为基础,所以月经不调成为中医医治不孕不育的焦点。她观察到在诊所里,医生会非常频繁地询问月经周期,月经颜色、时间、数量,是否有痛经。治疗包含了多种技术比如草药、针灸、按摩、艾灸等。除了这些临床治疗,医生还会特别关照特定生活方式,包括饮食、睡眠、情绪,甚至包括家庭关系和职业。通过强调生殖“异常”,建构“正常”和特定的性别规范。在这样的医学预警中,医生的知识和临床时间都将女性的身体置于专家凝视和道德监控下，不断强化不孕不育妇女的"异常"，在这里女性身体的脆弱性会特别被强调。不孕不育的"原因"可能是道德的违规，比如"性放纵""道德堕落"就会引起流产过多，导致不孕育。通过对"正常"和"异常"的划分，特定的文化价值加以固化，所以在对女性的规训上，医学体系掺杂着道德规范作用在每个人身上，这种无形的约束逐渐内化为一种准则，被自觉自愿地执行着。在当下，这种女性经历仍然屡见不鲜，多年来在妇产科门诊上，我们一方面看到医生对正确生活方式的倡导，另一方面也发现他们自觉不自觉地对不孕不育女性的道德判断。在这样的环境下，女性作为"生殖主体"的责任加强，不断按照社会道德规范自我追责。

不孕不育与辅助生殖

女性生殖责任的讨论贯穿于生殖领域的各种研究，成为中心主线。不孕不育的污名化正是这种"责任"的体现。即使在中国 20 世纪 80 年代严格实行独生子女政策的时候，女性仍然附有生养一个孩子的义务，否则会被称为"不下蛋的母鸡"，独生子女政策对于每一个中国家庭来讲就是"只能生一个，但是必须生一个孩子"。在 20 世纪全球想象中，不孕不育问题主要在欧美发达国家出现，似乎越是发达的国家和地区，不育症就越多；而在非洲、亚洲的发展中或不发达国家，人口过剩的问题更为突出。但是很多学者的研究表明，实际上，不孕不育问题在非西方世界也是相当严重的。跨国研究发现，非洲中部和南部存在着"不孕带"。这是不争的事实，并且这里的不孕问题很多是未经治疗的生殖道感染问题造成的。然而，这些地方大多数是贫穷地区，这些问题并没有受到应有的重视。这些医疗资源匮乏的国家大多对不孕不育问题保持沉默。因为西方舆论总是将人口过剩和贫穷联系在一起，这必然强化了对不发达国家或地区的不孕不育问题视而不见、充耳不闻，最终贫困家庭和个体不孕的苦难甚至都没有可以申诉的语言和途径。这种人口想象和叙事反映的是西方历史的优生观，也就是穷人是不值得繁衍后代的，只有限制其生育，才能根本上解决贫困等社会问题。这种观点简单并粗暴地将社会问题生物化。不能言语的"苦难"会加重女性的生殖责任，不能生育的女性不仅不能获得医疗服务的帮助，还会备受指责，甚至因此被排斥和抛弃。

中医妇科一直将女性的生殖问题作为主要的治疗对象，意在恢复女性身体的秩序和平衡。但是生物医学不同，在辅助生殖技术体外授精(in vitro fentilization, IVF)诞生之前，不孕不育在生物医学上是无法医治的。这种情况在20世纪以来有了变化，辅助生殖技术，包括人工授精、试管婴儿、精子和卵子的捐赠等，都是在1978年世界第一例试管婴儿——英国的露易丝·布朗诞生之后才开始逐渐在临床上使用。如今这些技术已经是治愈不孕不育的常规疗法。每年全世界依靠辅助生殖技术出生的婴儿人数仍在上涨。辅助生殖技术的使用虽然在一定程度上给不孕不育的家庭带来了"福音"，但是也强化了老的社会问题并带来了新的社会问题。很多国家虽然对辅助生殖技术的使用有着严格的规范，但是他们也主要依靠市场来调节。因为技术本身的成功率不高，所以费用高昂，只有中产以上的家庭可以承担，本来身处社会底层的边缘群体，基本是不可能选择使用这种技术。如上所述，辅助生殖技术的使用事实上主要限于精英阶层，强化了在生育层面的阶级再生产和不平等。

从女权主义的视角检视，辅助生殖技术被认为是"性别技术"。

笔者认为，辅助生殖技术中的男性体验也并不友好、舒适，它同样对男性的身体进行着客体化的作用。当然相比之下，该技术对女性身体的侵入性远远高于男性。比如女性要时时监测自己的排卵时间，大量服用或者注射药物以促进排卵，并要承受取卵、胚胎移植等侵入性手术。这些医疗手段将女性身体和女性角色置于生殖责任的主要承担者地位。这种身体上的经历在她们的叙事中被更大的不孕不育污名和社会苦难所掩盖。医学人类学家玛西娅·伊霍恩（Inhorn 2004）通过在埃及的民族志田野研究向我们展示了第二代辅助生殖技术细胞浆内单精子注射（Intracytoplasmic Sperm Injection，ICSI）的影响。如果说IVF作为第一代生殖技术解决的是女性的不孕不育问题，第二代胞浆内注射精子技术主要针对的是不孕不育的男性，是通过高能显微镜将“虚弱无力”的精子直接注射到卵母细胞，以治疗男性的不孕不育。这个技术被很多文化认为是对男性阳刚之气的修复，在某些情况下却加深了性别的不平等。因为一些老年男性可以通过ICSI提高生育力，而女性的生育能力对年龄高度敏感，所以，这就给予一些老年男性堂而皇之的理由和自己老年的妻子离婚。在生育时间的框架下，性别不平等的状况加大了。包括贝克尔（Becker 2000）、赖立里（2017）、富兰克林（Franklin 1997）在内的很多人类学家通过其民族志描写，生动再现了美国、中国、英国等国的人们在使用辅助生殖技术过程中的经历。这些夫妇们经历的希望，往复循环的失望以至绝望，那些萦绕在心头的有关排卵时间、精子数量、胚胎质量的焦虑一次次向我们证明了辅助生殖技术使用带来的隐患，现实的复杂并不能简单用“好技术”和“坏技术”简单标示，作为医学人类学家，我们的任务是继续对其复杂性进行深描，对其隐藏的文化预设进行挖掘，同时又不失担当地对其所产生的社会影响从女权主义角度进行审视和追责。

辅助生殖技术的前提是将生殖过程在细胞的层面上分解开来，而不是在个体整体层面上进行。这个周期起始于女性注射数周激素，刺激卵巢产生多个卵子，然后经门诊手术取卵。精子由男性提供，游离于人体之外的卵子和精子在实验室中混合在一起，产生的胚胎再移植回女性子宫内。精卵细胞的结合由以前的体内转移到了体外。第一代IVF技术主要是针对女性输卵管堵塞的问题，因此大多数夫妇使用自己的卵子和精子。如果有其他的问题，就需要精子或者卵子的捐赠者，因此随之产生了精子库，卵子体外保存的问题是近期才攻克的难题。辅助生殖技术的出现给人类学中一些经典的研究议题注入了生机，其中特别值得一提的是亲属关系研究。很显然，技术将传统的父母拆分为遗传（基因）、妊娠和社会（在代孕的情况下产生）三种关系，通过辅助生殖技术出生的孩子理论上可以有三组父母，基因父母（精子、卵子的捐赠者），妊娠父母（胚胎的孕育者）以及出生后的社会父母。技术的使用将以往看似稳定和清晰的亲属关系变得不确定和模糊了，这带来了很多伦理问题和法律问题，甚至对社会规范有了颠覆性的影响，一时间引发了关于单身女性冻卵、卵子捐赠、代孕妈妈、同性恋父母、生殖旅游等很多相关问题的公众讨论。在人类学领域中，英国学者玛丽琳·斯特拉森则开启从亲属关系角度研究新的生殖技术的先河，很多人类学家开始在欧美各国研究技术赋予生物纽带意义的社会过程，进而论述自然和社会文化分割的社会性。而自然和文化的关系，正是贯穿西方人类学始终的经典议题。斯特拉森在1992年出版了《重造未来：人类学，亲属关系和新生殖技术》(*Reproducing the Future*)一书，提出辅助生殖技术的使用直接将以往在西方文化中习以为常的自然/文化的分割“去自然化"(denaturalize)了。在欧美文化中,亲属关系被认为源于生物繁殖的自然事实中,但是通过辅助生殖技术创造出来的亲属关系干扰了生物生殖的稳定性。斯特拉森指出:"辅助生殖打破了以往亲属制度中社会性和生物性的截然区分,创建了新的惯例,就是对自然事实的社会建构。"(1992: 27)在斯特拉森的倡导下,诸多学者开始了对亲属制度在西方和非西方国家做新的研究,这些研究从经验的角度为斯特拉森的理论假设提供了丰富的一手经验数据。他们发现,亲属关系源于生物遗传是一种文化模型,即使在辅助生殖的使用中,家庭会特别优先使用和自己生物遗传相关的精子或卵子进行生产,在一定程度上使得以前的用收养的方式解决缺少子嗣的问题逐渐减少。相对于收养来讲,辅助生殖更加接近"自然"。在这些研究中,特别值得关注的是汤普森(Thompson 2005)用"本体编排"(ontological choreography)来描述在美国 IVF 诊所内的参与者(如医生、护士、患者等)对各种生理、行为和对精确性和定时性进行复杂的编排,如注射激素、射精、精子冷冻等。她认为在这个过程中不仅仅是在制造"孩子"更是在生产"父母"。汤普森的研究不仅仅向读者展示了使用辅助生殖技术的夫妇在 IVF 诊所的经历与感受,更借鉴了科学技术批判研究领域中理论,将技术本身作为行动者进行讨论,技术的能动性如何牵制和协调已有的行动规则,积极参与文化和理想家庭的再生产过程。世界各国对辅助生殖技术的规范不同,美国采用市场调节的方法进行规范,生殖技术迅速促生了生殖服务产业。然而汤普森的研究展示了生殖服务市场提供产品并不是"自由的",因为辅助生殖成功率相对较低,很多生殖诊所为了自己的声誉,在选择合格"顾客"的时候都会受到社会规范的影响。如在选择理想的夫妇或伴侣时,很显然诊所会将中产阶级异性恋夫妇成为首选,因为他们更加符合"家庭"的文化规范。即使在技术已经成熟的情况下,技术也必须参与社会文化对于"自然家庭"和现有亲属制度的维系,让"人工制造"和"辅助生殖"更加符合人们心目中的自然繁殖。通过汤普森的论述,我们可以清楚地看到自然和文化两分的社会性。

辅助生殖技术在过去40多年里的发展,引起了社会文化的巨大变革,也迫使伦理和法律作出回应。很多我们习以为常的由自然和文化引申出的二元概念都受到了挑战。这些概念包括礼物与商品、本土与全球、神圣与世俗、人类与非人类等。富兰克林认为和互联网、智能手机、基因工程一样,辅助生殖技术是具有变革性的全球技术。她和美国另一位长期从事辅助生殖技术在中东地区使用的医学人类学家玛西娅·伊霍恩倡导在全球的框架内对辅助生殖技术开展研究。20世纪以来,辅助生殖技术可谓生物技术全球扩张的典范,从1978年在英国诞生开始,其使用迅速在欧美西方国家展开。不到10年的光景,印度、中国、伊朗、埃及也掌握了此项技术,当地的试管婴儿随之降生。时至今日,东亚、中东和拉丁美洲都成为辅助生殖技术的国际市场。伊霍恩和富兰克林在2015年耶鲁大学召开的题为"IVF:世界历史"会议后,组织来自全球的相关学者在《生殖生物医学和社会》杂志上发表了会议的讨论成果。在世界各地学者对辅助生殖技术研究的经验基础上,她们总结出了几个有用的概念,列在该刊所载相关内容的导言部分。第一个概念是"生殖国家历史"(repronational histories),也就是辅助生殖技术在不同的国家会被特定的国家事件所塑造。比如美国一向有"强宗教,弱政府"的特点,因此在美国IVF缺乏联邦法规和政府干预,呈现依靠市场原则的同时和宗教对堕胎、避孕等问题的看法相互缠绕一起的形态。而英国政府对IVF相对支持,并有比较宽松的立法环境,这些反映了其主张科学进步这一历史形成的相对稳定的科学共识。她们提出的第二个概念是“生殖国家编排”(repronational choreographies),这是由汤普森2005年提出的“本体编排”发展而来,用以描述围绕着IVF展开的特定运行机制。如果说第一个概念强调的是历史上的延承性,那么第二个概念更强调过程和机缘性。不难看出,两位医学人类学家对辅助生殖技术研究的理论化框架特别强调的是“生殖”和民族国家的联系,而试管婴儿在国家价值观上具有重要的象征意义,在表达对孩子渴望的同时回应了亲属关系和血脉相连的社会价值,因此是“个人需求和集体需求”的表达。“国家”的生殖治理从另外一个重要角度体现在参与生殖和生殖技术研究课题,也就是参与优生或者选择性生殖的研究。

优生与选择性生殖

生殖领域直接和国家政治权力相连的较早的一个理论框架是“分层生殖”(stratified reproduction)。分层生殖是人类学家科伦(Colen 1995)在其对纽约市西印度移民育儿工作者的民族志研究中提出的,意在理解与性别、种族和阶级相关的不平等现象。不同的种族和阶级“完成生物性和社会性生殖任务的方式是不同的”。这个概念被金斯堡和拉普在其《构想新世界秩序》(*Conceiving the New World Order*)中扩展为“权力关系,通过这种权力关系,某些特定类别的人被赋予了养育和生殖的权力,而其他特定类别的人则被剥夺了这部分权利”(Ginsburg & Rapp 1995: 3)。提出分层生殖概念的初衷是让我们注意在生殖领域中性别、阶层、种族等不同的范畴所带来的相交的不平等。比如社会学家罗伯茨(Dorothy E. Roberts)在其1997年的《杀死黑色身体》(*Killing the Black Body*)就是这种学术流派的著作。该书特别强调了在美国历史上对黑人女性的“系统的、制度化的对生殖自由的否定”(1997：4),进一步,对当时的主张单一身份的政治提出批评,进而强调个体和群体中不同身份相交(intersectionality)所带来的不平等。后来,对身份相交的不平等进一步发展为“第三世界女权主义理论”,对我们理解生殖领域中的社会结构和种族制度等问题起到了重大的贡献。在世界历史中我们经常目睹少数族裔中女性的边缘化问题,从奴隶制期间强迫生育到旨在限制其生育力的现代强制性福利政策。出于对生殖正义的关注和呼吁,很多历史学家和人类学家都分析了绝育的种族政治等问题。

我们刚刚所介绍为治愈不孕不育而产生了辅助生殖技术,社会科学家对于辅助生殖技术的研究一直引领着生殖领域理论的发展方向。近年来丹麦哥本哈根大学人类学家蒂娜·戈梅尔托夫特和阿约·沃尔伯格(Gammeltoft & Wahlberg 2014)提出了选择性生殖技术(selective reproductive technologies)的概念。这一概念有别于辅助性生殖技术(assisted reproductive technologies, ART)。他们这样定义选择性生殖技术:与复制生殖技术不同,这些技术不是为了克服不孕不育,而是用来允许某些类型的孩子出生。选择性生殖技术并不是一个崭新的实践,历史上早有雏形,如在女性孕期中通过一定的仪式祈求胎儿的特定形态,或是在婴儿出生后通过溺水、忽视、遗弃等方式对后代进行性别、健康等选择等(Sargent 1987; Scheper-Hughes 1993)。进入20世纪,各种医学技术迅速发展,产科超声波检查在60年代迅速成为各地的常规产检内容。超声波成像使得选择特定的胎儿成为可能,根据具体的情况孕妇或继续妊娠或终止妊娠。由于超声检测只能观察胎儿的身体结构,随后又出现了孕妇血清筛查，检测母血中的甲胎蛋白(AFG)的水平，再结合产科超声确定胎儿是否有异常。70年代以来，新的基因检测技术加入孕期保健的行列，在羊膜穿刺术和绒毛膜取样等侵入性检测手段的协助下，可以检测胎儿的遗传基因。1990年，第三代辅助检测技术问世，也就是通常所说的植入前遗传学筛查/诊断(Preimplantation Genetic Screening/Preimplantation Genetic Diagnosis，PGS/PGD)技术。该技术能对体外形成的胚胎进行检测，以便选择合适的胚胎进行植入。在临床实践中，该技术备受青睐，因为家族遗传疾病的流产风险高，这些遗传疾病也是造成不孕不育的重要原因之一。不仅如此，应用这一技术也可以规避妊娠期间出现异常堕胎的风险。1997年，我国香港科学家卢煜明教授首次提出了无创基因检测(Non-invasive Prenatal Testing)技术的可能性；2010年此技术开始被应用于临床。至2018年，全球已经进行了超过1亿例的产前无创基因检测。相对于以往的侵入性手段如羊水穿刺、绒毛活检，无创产前基因检测，对孕妇的身体伤害几乎为零。该检测通过采取孕妇静脉血，利用第二代基因测序技术对母体外周血浆中的游离基因片段进行测序，获取胎儿的遗传信息，从而判断是否有染色体疾病。通常临床上主要应用于检测第21号、18号和13号染色体的检测，其中对21三体，也就是通常所说的唐氏综合征的准确率能够到达99%以上。该技术使得产前基因检测更加便利，成本低，痛苦小。不过它的出现也造成更多的伦理困境。

医学人类学家之所以要另建框架讨论选择性生殖技术，不仅仅因为它给家庭带来了“选择”，更重要的是这些技术成为国家治理的重要政治工具。这些技术从产生之日起，就一直和“优生”的理念相连接。优生的历史从来就是充满争议、备受诟病的，尤其是臭名昭著的希特勒时期的“种族优化论”更是成为优生极端主义的体现，犯下了反人类的罪行。这些历史让目前很多选择性生育技术成为伦理问题的敏感点。即使如此，对于“优生”的实践却有增无减，世界各地政府都会试图阻止有缺陷、不“合适”的婴儿出生，优生政策广泛实施，各国的科学家都小心谨慎地从事着相关研究。当技术被广泛使用后，每个家庭、每个准父母也都是成为“道德先锋”，作出符合特定社会道德判断和选择。很多学者指出21世纪的优生实践和新自由主义经济相对应，和之前的福利国家不同，更多地被视为一种个体的自主意识选择。特别强调家庭的责任，在这一点上，我们又回到了上文所论述的生育责任问题。对个体选择的强化并没有让女性和个体家庭从医疗照料体系中获得慰藉。很多研究都表明，孕期中的女性渴望有更多的指导，而不是仅仅听到大量统计学的数据和所谓“客观”事实的罗列。她们会将这种临床告知解释为责任的推卸。和欧美国家不同，我国的选择生育技术是在国家的强干预下实施的。“数量”和“质量”是我国人口政策的两大要素。自20世纪70年代末期开始实行独生子女政策以来，无论是国家还是民众层面，对于“优生”的需求就伴其左右，“控制人口数量，提高人口质量”成为流行一时的主流话语。2016年“二孩政策”在全国范围内实施，使得人口“质量”面临严峻的挑战。很多专家指出，高龄产妇的比例加大，成为出生缺陷高发的潜在因素。据《中国出生缺陷防治报告(2012)》统计，我国的出生缺陷率很高，在5.6%左右，畸形新生儿的数量每年约增长90万。《健康中国2030规划纲要》明确要求:“要加强出生缺陷综合防治，构建覆盖城乡居民，涵盖孕前、孕期、新生儿各阶段的出生缺陷防治体系。”但自2003年10月1日取消强制婚前检查以来，很多专家都深信产前检测在事实上成为预防出生缺陷发生的唯一有效的方法。我国长期对人口素质的强调，也导致了选择性生殖技术的广泛应用。如果我们从福柯的权力理论来审视，那么笔者认为国家培养高素质人口的策略及对民族、集体利益的强调与个人选择并无必然的矛盾。因为福柯认为国家现代治理术本身包括两个方面，第一是作用于个体的“规训的权力”，第二个就是作用于“人口”的权力。

在福柯生物权力（bio-power）和治理（governmentality）概念的影响下，医学人类学家对生育的研究也从女性、身体、叙述、主体性等主题扩展到了作为社会再生产另一极的“人口”概念和相关政策，从而使生殖研究对国家治理领域有了自己特有的发言权。18 世纪初，当生物医学及其门诊实践采用了使身体客体化的分类、诊断等一系列技术时，对人体各种状态的量化认知随之变为可能，其数据的增加使得“人口”概念的产生和强化成为必然。也正是在这个层面上，人口可以被称为一种科技现象（technophenomena）。医学人类学家反对将人口作为一种“自然”的、客观的事实存在对待，他们对“人口问题”和“问题人口”起源的追溯和对各国人口政策的民族志田野研究都揭示了“人口”的文化性和历史性。在这个领域中，中国的独生子女政策成为众多医学人类学家的研究焦点。这一政策不仅仅严格控制出生数量，同时它还强调个体质量和整体人口素质。对人口“数量少，质量高”的经济学解释在国家地方政府的层面上获得了不遗余力地推行，同时也得到了医学界生育技术研究人员和临床工作者的拥护和支持。近年来对独生子女政策的调整显然是量上的放宽，伴随而行的是对质的控制。素质，在国家优生和教育政策的影响下，早已成为流行的日常用语。围绕着提高素质而进行的种种实践活动也渗透在我们的日常生活之中。从孕育生命的那一刻起，为了确保未来生活的质量和个体的素质，每一位父母都多少采用了优生技术，其中包括各种孕检、胎教以及孕期维生素的食用。优生的形式也从早期的“消极优生”，即阻止某类有先天缺陷的人口出生，转化成为“积极优生”，即应用各种可能的技术鼓励优质人口的出生。和东亚很多国家相似，中国的优生观念由于受到传统医学的影响，也把重心放在了通过各种教育手段达到提高人口素质上。而不像西方采用生物决定论，对人口数量和质量的控制是以生物避孕、产前基因检测等多种医学技术的应用为前提。近年来，对各种生物医学生育技术的引进和依赖强化了在中国盛行多年的科技主义，也冲击着我们对提高“素质”途径的理解，尽管教育依然起着主导的作用，但是我们也不时听到基因决定论等不同表达。嵌入日常生活的种种叙述的变化，从教化圈养到自由放养，从相信改变到渴望稳定，从后天培养到先天基因，都见证着某种影响深远的社会结构和文化机制的变迁。生物决定论或者说基因决定论能否在中国找到生存的土壤？在新自由经济全球化的时代又会采用何种形式？如何发展？这些问题应当是医学人类学家在关注与生育有关的日常生活时，必须时刻加以注意和警惕的。正如马丁(1999)所说：“权力流动于政治经济过程中和非常细微的日常生活中。”医学人类学正是通过对普通人的日常生活的民族志田野研究，详细地记录各种文化中生育的理念和实践，而且对社会权力结构、政府治理等“大”的与权力相关问题的学术讨论有直接贡献。

选择性生殖技术是现代国家人口政治的重要工具，也是重要的道德规范工具，它的社会影响渗透于生活的方方面面。医学人类学家从性别、照料等视角对这些社会影响进行分析。首先从性别的角度看，产前超声技术的使用，使得胎儿的性别选择成为可能。亚洲很多国家都更加偏爱男性，传统的性别意识和父权思想认为只有儿子才能担当将来家庭的重要职能，延续香火。尽管我国实行独生子女政策之后，在城市家庭的日常事件中这些思想受到一定的挑战，但在大部分地区男性仍然具有传宗接代的象征意义。虽然我国有规定不得使用B超鉴定胎儿性别，但是在临床实践上，还是无法杜绝。因此大规模推广产前超声检测的结果之一就是性别选择，针对女性胎儿的流产增加，最后导致性别比例失衡。其次，也有研究是从残疾人的权利角度出发，检视选择性生殖技术的影响。选择性生殖技术实施的基本文化情景是预设所有的夫妇都向往自己的孩子"健康""正常"。同一过程中，"不健康"和"不正常"也被建构着。医学人类学家认为"残疾"本身是生理、文化、政治共同作用下产生的，而选择生殖技术的发展不断修改和界定着"正常"和"不正常"。民族志研究(Rapp 1999；Ivry 2009)一再表明很多孕妇家庭在这种新的临床实践中受到各种原因的驱使，做出不同的妊娠决定，并在现有的道德秩序中寻找自己的"解释"。无论怎样，在这个过程中对残障人士的社会支持、社会歧视、未来家庭的照料占有决定性的地位。选择性生殖技术在这个意义上，积极地参与到当地道德社会的构建过程中，成为衡量个体和家庭行为是否符合社会规范的标准。笔者在自己的田野研究中观察到，有出生缺陷的家庭经常被问及的一个问题是"你当初没有进行产前检测吗？没有检查出来吗"？因此，进行例行的甚至是"能做的都要做"的孕期检测逐渐成为准父母的共识。最后需要指出的是，作为社会规范实施工具的选择性生殖技术在更深层强化了个体以及家庭的责任。这些不仅包括进行产检的责任、优生的责任，还包括自己"谱系的责任"(Konrad 2003；Svendsen 2006)。因为各种产前检测所搜集的遗传数据，让准父母以及各自的家庭都时时刻刻审视自己可能的"家族遗传基因"。一些家族遗传疾病被认为是"不适合”的基因所致。因此,大量研究表明,在当代社会中,这些选择性生殖技术的使用并不必然带来公众对美好家庭和幸福生活的想象,尽管这些想象是发展和推广这些技术的主要宣传语。这些技术的使用不仅使得整个孕产期(甚至扩展到备孕期)都充满了“生殖焦虑”,而且,在不同程度上强化了现存的性别和亲属制度中的等级制度。

综上所述,从 20 世纪 90 年代开始到 21 世纪之初,由于受到了福柯有关现代社会权力和治理理论的影响,生殖和生殖技术领域中无论是对辅助生殖技术还是对选择生殖技术,医学人类学相关的研究中心议题主要是围绕“权力关系”展开的。有的从生殖医疗化的背景出发,在个体层面上讲女性的生产经历和生殖责任相联系,从性别角度出发,探讨性别平等问题;有的沿袭传统的“分层生殖”概念,探讨性别、种族、族裔、阶级阶层等多重社会身份相交的不平等问题。当科学技术批判研究领域的理论加入之后,对于生殖的研究扩展至生殖技术,其中无论是辅助生殖技术还是选择性生殖技术都被置于更为复杂的政治经济、社会结构和文化制度的情景下进行讨论。这让我们理解了技术作为国家政治工具、社会规范工具在个体、家庭和社会层面所产生的深远的影响。我们也不难看到技术的革新并不必然带来社会规范和文化制度的变革,它往往加强了现存的文化模式、道德秩序和意识形态。生殖和生殖技术的社会性、文化性、政治性在这些研究中也非常清晰地得以显现,然而生殖本身的生物性似乎在这些讨论中鲜有论述。生殖活动不仅仅是个人、家庭、社会的再生产,它也事关人类的繁衍生息。如何在社会科学研究中兼顾人类进化的视角,这是近年来医学人类学生殖领域的另一个新的发展。这一发展源于大家对全球低生育率危机的忧虑、对全球生态环境的关注以及表型遗传学的兴起。

生殖与“暴露生物学”

近年来，全世界范围内，都出现了低生育率的危机，越来越多学者将生物学、社会属性和文化价值联系在一起来讨论人类的生殖问题。大家关注环境生态对人类生殖力的影响。阿加德-琼斯(Agard-Jones 2013)分析加勒比地区的内分泌干扰物的研究，指出个体的身体经验体现了更大的权力体系，他从其对话者的具体经历中了解到“商品链、不平衡关系”等权力利益链条，将个人的身体这个小空间和世界大体系相结合。

丹麦医学人类学家阿约·沃尔伯格在其中国精子库的民族志中(Ayo Wahlberg 2018)提出了“暴露生物学”(exposed biology)的概念，这是对20世纪90年代初医学人类学家玛格丽特·劳克提出的“本土生物学”(local biologies)概念的延展，提醒大家关注身体和环境之间的关系。“暴露生物学”概念不仅仅是本土生物学的延展，它同时让我们联想到了医学人类学家阿德里安娜·派翠娜(Adriana Petryna 2002)在切尔诺贝利核电站泄漏事件后，对乌克兰“暴露的生命”(life exposed)的民族志描述。核武器的试验、使用和其带来的灾难对人类生命的危害，让我们不得不思考：国家政策、政治经济所促生的各种生物危害使得每一个个体的生命都处在这些风险之下。在这些暴露生物学民族志中，直接和生殖相关的是蒂娜·戈梅尔托夫特(Gammeltoft 2014)在越南针对产科超声技术的民族志。该作者在越南河内多年的田野考察中发现越战中美军使用的化学脱叶剂(Agent Orange)对生殖环境的长期破坏性影响。在持续九年的战争中，为了击败越南的游击队式战术，美军实行空中脱叶计划，强迫当地农民离开乡村，来到受美军控制的城市。为了实施这一城市化战略，美军在越南、老挝和柬埔寨部分地区喷洒了近 2 000 万加仑的化学除草剂和脱叶剂，使得这些地区土壤和河流中的毒物浓度比安全浓度高数百倍。脱叶剂含有剧毒二噁英，对环境和人体组织细胞有长期的影响。蒂娜·戈梅尔托夫特的书中描述了越南当地人对此普遍的恐惧，因为这种剧毒不仅仅会带来一代人的健康问题，而且会影响到几代人的健康，暴露于除草剂的人口中严重先天畸形的发生率比未接触者高 2.95%。这些因为暴露于污染物而引起的生殖问题越来越多地受到了学者们的关注。有毒物质的污染往往是弥漫于空气、土壤和水中，而这些都是我们生活中时时刻刻需要的，所以人们也必然暴露其中。因此将不孕不育、出生缺陷，甚至是生殖技术的使用视为一种生态问题，有助于我们讨论目前广泛的工业污染并关注人类健康的代际后果。

环境因素对于人类生殖的影响并不是一个全新的课题，只是这些年来，人类学在自己的民族志田野中越来越多地意识到生殖问题和环境问题的联系。生育率降低、出生缺陷增多的确是不争的事实。尽管对这种事实的叙事是文化和政治共同建构的产物，这并不能阻止我们对环境问题的探讨。笔者本人在研究现场中也会经常听到妇产科医生、遗传专家和孕产妇家庭对不孕不育和出生缺陷归因于“环境污染”。如果医学人类学的初衷是从研究者的角度理解疾病，重视疾痛陈述，那么我们一方面要警惕对“正常”的幻想和个体化的责任叙事，另一方面也应该严肃对待有关“环境”的陈述。针对不断增多的生殖叙事中“环境”的归因，学者们（Langwick 2018；Maxwell 2017）试图使用新的概念比如“适居性政治”（politics of habitability）或者“生存政治”（politics of survive）将生殖问题和环境事件相连接。

比如朗威克(Langwick 2018)在她对坦桑尼亚人利用顺势疗法栽培植物的时间中指出,我们应该关注在多物种生殖时间中“物种的持续性和持续的形式”。麦克斯韦(Maxwell 2017)在阐述“面对气候变化的生存的政治”时,通过雷切尔·卡森(Rachel Carson)和多萝西·弗里曼(Dorothy Freeman)之间的情书重新解读了《寂静的春天》。他认为农药威胁的不仅仅是人的生命,还有通过与环境的关系培养起来的爱情。“寂静春天”中的不孕不育,不仅仅是人类繁殖能力的丧失,还是技术进步所带来的无数生物的丧失和人类/非人类之间关系的亲密度的丧失。而伊丽莎白·胡弗(Elizabeth Hoover 2017)也在其民族志《河流在我们身边:在莫霍克族社区中毒物的斗争》(*The River is in US*)中记录了在莫霍克族社区中“环境生殖政治”浮现的历史。现代社会中工业废物和食物的分配都会受到社会经济和种族等社会等级制度的影响。为了降低工业成本,原本就被边缘化的贫穷的少数族裔地区成为“理想”的垃圾倾倒地。工业垃圾直接作用于环境中的矿物、植物、动物和人,改变了整个社区的生存生态。环境生殖政治的概念再三提醒我们,环境和人类的生存之间的联系有着深厚的历史、阶级根源。当下特别值得一提的是这个理论趋势很大程度上受到了近年来表型基因学发展的影响。这些生命科学的新进展特别强调作为胎儿环境的母体会通过与基因相互作用产生影响。母体的行为、生活方式和饮食选择不仅仅会影响胎儿的及时发育,也会影响到其未来的成年健康。尤其是胎儿的生殖细胞,也就是潜在的未来胚子,也可能受到前几代人的行为的影响。公共卫生和生物文化人类学中的重要概念之一,健康与疾病的发展起源,将其关注的焦点从营养决定因素转移至环境因素,后者包含社会心理环境、微生物和毒性物质等因素。健康与疾病的发展起源这个概念倡导研究早期环境与基因变异的相互作用是如何影响疾病风险、衰老和晚年的适应力。21世纪的环境表型基因学所关注的分子因果链对流行病学中的环境与健康的相关性提供了基因调节和生理的解释,因此环境中的物理成分(如营养和毒物)以及社会中的物理成分(如压力、养育行为和暴力)可以融入研究模型,通过表观遗传的烙印可以体现世代相传的多种环境中的不平等现象。简而言之就是所有环境中的因素都可以通过基因表达出来,反之亦然。正是这种生物社会框架的发展,需要文化、医学和生物人类学共同加入,对人类健康生殖等问题进行讨论。

当大家逐渐意识到生殖危机和生态危机,从"暴露生物学"的角度审视生殖和生殖技术使用的时候,我们发现一个正在悄然兴起的崭新研究思路,这就是多物种民族志。这一理论受到很多土著文化的影响,人类学家将生殖放置在多物种的互动情景下考量,尤其是将环境生殖争议放置在不同的亲属关系本体论中来理解。这些关系本体不仅仅包含其他物种的动植物,还包含非生物的其他物质形态(比如水、土壤)。同时微生物组学、生态科学、表观遗传学的发展也开始为生殖叙述提供新的土壤,让大家更加清楚地看到不同生态圈互相依存、共同繁殖的过程。正是在这些新的理论驱动下,人类成为不同物种形成的亲属关系网络的一个集结,而非中心,人类的生殖也同时复制所有非人类的社群。这是一个充满潜力的前沿领域,其内容之丰富,远非本小结可以涵盖,笔者已在本书第五论进行了详述。

未来研究方向

毫无疑问,生殖和生殖技术的研究对医学人类学的发展做出了重要的贡献。在这块硕果累累的领域里，还有一些尚欠缺研究的课题，先总结如下，希望读者中有人能够在这些课题中继续前行：

首先，我们看到的研究大多是围绕怀孕、生育、不孕不育、辅助生殖等特定的生殖事件展开，但是人们很少关注作为完整生命周期的"生殖"，鲜有将生殖还原为特定群体的生命历程，所以研究往往止于事件的结束。有社会理论家主张将生殖作为一种过程进行研究，比如墨菲(Murphy 2012)提出"生殖不仅仅是一种决定性的实践，还是将个体生活、血缘关系、种族、民族、实验室、生物技术、时间及其影响融合在一起的分散性过程。"(2012：1)受这种过程性概念的启发，有学者(Almeling 2015)呼吁应该从不同层面的过程性上进行理论和经验研究的发展。比如个体生理过程，身体和社会结构、历史、文化的互动过程等。反观我们目前已有的医学人类学的相关研究，不难发现我们极度缺乏从生命周期角度出发的生命史的研究。比如使用生殖技术后追踪使用者的生殖健康，在现有的文献中几乎空白。具体说，在任何生殖技术的使用中都要用激素进行促排，近年有人提出促排激素的使用是否和乳腺癌的发病有关联，但是由于这种研究假设威胁了制药厂和生殖产业链的利益，相关研究缺失也就不言自明了。从另一个角度看，很多对生殖技术的研究也止步于用户体验，生育结束后，研究即宣告结束。因此笔者在此想呼吁相关的社会研究跟进，将生殖放入个人的生活周期中考量。当然这并非易事，现有的学术分科极大限制了我们的研究工具，但是相信一直有"两只脚走路"理论传统的人类学可以突破学科壁垒，兼顾自然与文化。事实上无论是各国的生育人口控制政策，还是辅助生殖技术的使用，其执行和使用已持续了近半个世纪，给我们提供了丰富的且亟待采集的数据。

其次，目前研究更多集中在女性身体上，对男性生殖角色的关注比较欠缺，我们无从理解男性在这个孕期中的体验。即使是研究生育力的人口统计，也大多搜集女性的数据。医学人类学家伊霍恩等人(2009)曾尖锐地指出，在现有的有关生殖的研究中，男性似乎成为一个附属性的地位，是当之无愧的“第二性”(the second sex)。很多研究即使涉及男性，也会局限在“男性气质”这个概念框架下，和女性生殖研究相比，具身化的男性个体体验研究特别欠缺。举例说来，在生殖年龄这个问题上，医学人类学者洛克(Lock 1993)比较了日本和北美女性对于更年期的不同解释和身体经历期。后续也有不少人关注生殖年龄，比如在辅助生殖的技术背景下，人们可以通过冷冻卵子来“储蓄生育力”(Martin 2010)。然而很少有人去探讨男性的“生殖生物种”是怎样的。在临床实践中，我们会听到医生提及一些假设，将男性的年龄和某种出生缺陷相联系，但是当我们试图追寻相关研究的时候，却被告知这是个空白。显然文化上的偏见将女性视为生殖责任的主体，这严重阻碍了我们对男性生殖角色和责任的理解。男性作为精子的提供方，对胎儿的质量同样负有不可推卸的责任，男性生殖健康在先孕期的状态是不容忽视的，因此有关男性生殖的具身化体验、亲属关系、生物学知识、临床实践等是一块名副其实的“荒地”，希望将来的研究能够做更多的补充和探讨。

再次，生殖产业中的道德经济问题。这方面的研究近年来发展是非常迅速的，很多理论都延续和发展了马克思主义政治经济学。之所以将这个议题放入“未来研究”部分，是因为直至今日我们在这个研究领域中没有看到中国的相关学术研究，国内只有一些抢眼的新闻报道。虽然我国的辅助生殖技术属于严格管控，但是人体生殖细胞的市场流动已经是不争的事实。笔者从多年的田野研究中发现，我们国家很多不孕不育的家庭，为规避我国大陆法律的制约，到世界其他国家和地区——泰国、印度、中国台湾、美国——进行“生殖旅游”。不仅如此，当这些父母在国外成功受孕之后，很多又会选在中国进行孕期保健，临床上就出现不少多胞胎需要进行围产干预的案例。因此笔者想呼吁更多的社会科学学者对此进行研究。

辅助生殖技术中生殖细胞的获取和流动与器官捐赠非常相似。在当下兴起的世界各国的不孕不育诊所或者生殖中心中，流行的话语是“礼物”，大家是“捐赠”精子和卵子，虽然这种捐赠是有偿进行的。“礼物”一词的提出主要为了防止身体商品化，避免伦理困境，但是事实上生殖黑市交易一直伴随着辅助生殖技术存在着，卵子能够以 50 000 美元的价格出售。这让人不得不对起源于利他主义的“礼物交换”的概念是否有用产生怀疑。卵子的捐赠事实上是一种新型的社会劳动形式，这些女性身体承受排卵激素和介入性取卵的手术侵入，来制造这些在市场中流动的商品——卵子。因此辅助生殖技术的市场化，生殖细胞的商品化是无法用“礼物交换”的理论来解释的。用身体商品化这一理论框架来理解辅助生殖技术的全球市场，我们就可以更好根据马克思主义理论对这一现象进行批判的解读。身体商品化在实践中产生很多不平等的非正义交换。和器官移植技术相似，如果采用商品化的流通，那么生殖细胞的提供者会多来自经济条件相对弱势的群体，有人甚至为了改善自己的生存环境多次大量排卵，而不顾惜自己生命安全。比如 2001 年的黑斯廷斯中心(Hastings Center Report)的报告中就有一个案例，一个女性一个周期内供卵 70 个，差点儿丧命(Jacobs, Dwyer & Lee 2001)。2004 年黄禹锡在欺骗性干细胞研究中使用了 2 200 多个卵子，这些卵子取自于初级研究人员或者在市场上购买。甚至在一些不发达国家地区的生殖诊所中，很多贫穷的女性被招募作为代孕妈妈，整个孕期被封闭在特定的空间内。因此很多学者指出随着辅助生殖技术在全球内的发展，这种以身体商品化为基础的经济形势就会加剧跨国的不平等，并对地方的法律、文化制度、社会规范产生极大的挑战。因为各国对生殖技术的监管制度不同，法律伦理环境宽松的国家就演变为“生殖旅游”的胜地。

无论“礼物交换”还是“商品交换”，辅助生殖技术引起的生殖细胞的跨国流动性日益增强，现在所暴露出的伦理困境让我们不得不反思“礼物”和“商品”两者本身的文化性。隐藏在其中的文化隐喻是什么？它们的历史局限有哪些？这些问题超出了本论的探讨范围，但是笔者希望再次强调，辅助生殖技术不仅仅是简单的生物学知识的应用，在日常实践中，围绕该技术产生的是一个复杂的、各利益主体相互交错的网络和产业，其中包含科学家、医学临床医生、大的全球制药工业、精子库、生殖中心、卵子提供中间商等。人类学的民族志研究对这种复杂的社会生活事件有天然的优势。在细致描述的同时，我们应该寻求更深刻的理解，要解决的社会问题不同，在不同的情景下需要启用不同的隐喻。而以往常用的理论框架中，礼物和商品，本身是有其产生的背景的，是一个社会情景的产物。比如礼物作为人类社会团结的基本形式可以应用于现代社会，这种隐喻显示出对社会凝聚力的呼唤，比如二战时发动群众对战士献血的义举，911后美国公民献血的热潮等。然而当下辅助生殖技术产业使用“生命的礼物”，是不是合适？公民责任在跨国生物体流动中显然是无力的，那么是不是完全能够阻止身体的异化和剥削？这些理论框架必须与时俱进，否则很难去应对生物技术所引发的连锁反应。

最后，通过上述对生殖环境的学术论著的文献梳理，不难看出医学人类学中对于生殖的关注和人口学中对于人口增长和人口结构的关注有密切的相关性。不过我们很难看到人口学家和人类学者的合作研究。大家关注焦点完全不同，人口学关注的是以大量数字为基础的人口，而人类学更看重活生生的个体和人群的日常生活。前者力图获取“纯净数据”（clean data），排除一切干扰和杂质，而后者却讲究还原情景。人口学眼中的人类学是杂乱无章，人类学眼中的人口学是日常生活的抽象。两学科尽管都关注生殖问题，但是交集甚少。笔者认为这种天然的敌意实在不利于大家对生殖问题的补充理解，我们急需探索一些合作研究的路径和共同的落脚点。笔者目前能够想到的有个潜在的共同点。近年来在人类学本体论回归、多物种民族志研究的趋势下，人类学界在探讨生物性和文化性的统一，并试图再次引入进化生态学的研究成果，从人类进化的角度来关注生殖问题。现在对表型基因学的探讨、对环境问题的关注、对环境在人体内物质化的理解等都给我们提供了新的研究思路。对人类进化的研究，就必须注意生理变化在长时间和大规模的人群身上产生的变化以及影响变化的因素。也就是说生殖概念一定要兼顾生物性和社会性。在这一点上，人口学和人类学应该可以寻求共同的理论立足点，并发展相应的合作研究方法。

参考文献

Agard-Jones, V. “Bodies in the System,” In *Small Axe* 17: 182 - 92, 2013.

Almeling, Rene. “Reproduction,” In *Annu. Rev. Social* 2015(41): 7.1 - 7.20, 2015.

Armstrong, EM. *Conceiving Risk, Bearing Responsibility: Fetal Alcohol*

Syndrome and the Diagnosis of Moral Disorder. Baltimore, MD: Johns Hopkins University Press, 2003.

Becker, G. *The Elusive Embryo: How Women and Men Approach New Reproductive Technologies*. Berkeley: University of California Press, 2000.

Clarke, AE. *Disciplining Reproduction: Modernity, American Life Sciences, and the Problems of Sex*. Berkeley: University of California Press, 1998.

Colen, S. "Like a Mother to Them: Stratified Reproduction and West Indian Childcare Workers and Employers in New York," In Ginsburg and Rapp ed., *Conceiving the New World Order : The Global Politics of Reproduction*. Berkeley: University of California Press, 1995.

Davis-Floyd, R. *Birth as an American Rite of Passage*. Berkeley: University of California Press, 1992.

Franklin, Sarah, and Marcia Inhorn. *Introduction IVF-Global Histories. Reproductive BioMedicine and Society Online* (2016) 2, 1 - 7, 2016.

Franklin, S. *Embodied Progress: A Cultural Account of Assisted Conception*. London: Routledge, 1997.

Gammeltoft, Tina M. *Havnting Images: A Cultural Account of Selective Reproduction in Vietnam*. Berkeley: University of California Press, 2014.

Gammeltoft, Tine M., and Ayo Wahlberg. "Selective Reproductive Technologies," In Annu. Rev. *Anthropology*. 43: 201 - 216, 2014.

Ginsburg, F, and Rayna Rapp. "The Politics of Reproduction," In Annu. Rev. *Anthropol*. 20: 311 - 343, 1991;

——*Concerving the New World Order: the Global Politics of Reproduction*. University of California Press, 1995.

Handwerker, L. "The Politics of Making Modern Babies in China: Reproductive Technologies and the 'New' Eugenics," In MC Inhorn, Fvan Balen ed. *Infertility Around the Globe: New Thinking on Childlessness, Gender, and Reproductive Technologies,* Berkeley: University of California Press, 2002.

Hoover, E. *The River is in Us: Fighting Toxics in a Mohawk Community*. Minneapolis: University of Minnesota Press, 2017.

Inhorn, MC. "Middle Eastern Masculinities in the Age of New Reproductive Technologies: Male Infertility and Stigma in Egypt and Lebanon,"

In *Med. Anthropol.* Q. 18: 34 - 54, 2004.

Inhorn, M., Tjornhoj-Thomsen T., and Goldberg H. eds. *Reconceiving the Second Sex: Men, Masculinity, and Reproduction.* New York: Berghahn Books, 2009.

Ivry, T. *Embodying Culture: Pregnancy in Japan and Israel.* New Brunswick, NJ: Rutgers University Press, 2009.

Jacobs, Allan, James Dewyer, and Peter H. Lee. *Seventy Ova. In Hastings Center Report*, 31, 12 - 14, 2001.

Jordan, B. *Birth in Four Cultures.* Montreal: Eden Jordanova, Ludmilla, 1983;

——"Interrogating the Concept of Reproduction in the Eighteenth Century," In Ginsburg and Rapp ed., *Conceiving the New World Order: The Global Politics of Reproduction.* Berkeley: University of California Press, 1995.

Konrad, M. "From Secrets of Life to the Life of Secrets: Tracing Genetic Knowledge as Genealogical Ethics in Biomedical Britain," In *J. R. Anthropol.* Inst. 9(2): 339 - 358, 2003.

Langwick, SA. "A Politics of Habitability: Plants, Healing, and Sovereignty in a Toxic World," In *Cult. Anthropol.* 33(3): 415 - 443, 2018.

Lock, Margaret. *Encounters with Aging: Mythologies of Menopause in Japan and North America.* Berkeley: University of California Press, 1993.

Martin, LJ. "Anticipating Infertility: Egg freezing, Genetic Preservation, and Risk," In *Gender Soc.* 24: 526 - 545, 2010.

Maxwell, L. "Queer/Love/Bird Extinction: Rachel Carson's Silent Spring as a Work of Love," In *Political Theory* 45(5): 682 - 704, 2017.

Murphy, Michelle. *Seizing the Means of Reproduction: Entanglements of Feminism, Health and Technoscience.* Duke University Press, 2012.

Petryna, A. *Life Exposed: Biological Citizens after Chernobyl.* Princeton, NJ: Princeton University Press, 2002.

Rapp, R. *Testing Women, Testing the Fetus: The Social Impact of Amniocentesis in America.* New York/ London: Routledge, 1999.

Roberts, D. *Killing the Black Body: Race, Reproduction and the Meaning of Liberty.* New York: Pantheon, 1997.

Sargent, CF. *Born to Die: Witchcraft and Infanticide in Bariba Culture.*

Ethnology 27(1): 79 - 95, 1987.

Scheper-Hughes, N. *Death without Weeping: The Violence of Everyday Life in Brazil*. Berkeley: University of California Press, 1993.

Strathern, M. *Reproducing the Future: Anthropology, Kinship and the New Reproductive Technologies*. New York: Routledge, 1992.

Svendsen, MN. "The Social Life of Genetic Knowledge: A Case-study of Choices and Dilemmas in Cancer Genetic Counselling in Denmark," In *Med. Anthropol*. 25(2): 139 - 170, 2006.

Taylor, Janelle. "Big Ideas: Feminist Ethnographies of Reproduction." In *American Ethnologist*, 31(1): 123 - 130, 2004.

Thompson, C. *Making Parents: The Ontological Choreography of Reproductive Technologies*. Cambridge, MA: MIT Press, 2005.

Wahlberg, A. *Good Quality: The Routinization of Sperm Banking in China*. Oakland: University of California Press, 2018.

赖立里.生殖焦虑与实践理性：试管婴儿技术的人类学观察.西南民族大学学报(人文社会科学版),2017(9).

第七论 赛博女权主义理论和生殖技术的民族志研究

笔者撰写该文之际，人机围棋大战(AlphaGo)正在激烈上演。各方讨论集中在两个方向：对未来人工智能替代人力劳动的理想憧憬和对智能机器人将给人类带来潜在威胁的担忧。大多数人笃信人工智能仍然是人工操作，没有所谓人的“指令”，AlphaGo不可能取得5战4捷的佳绩。这些评论中的文化预设，即人和机器存在不可跨越的界限，却被习以为常地悬置起来。女权主义理论从诞生以来已经对大写“人”(Man)的普适代表性进行过无情的抨击。“人”被认为是特定历史时期中社会政治经济多种力量共同作用的产物。但当我们面临人工智能机器人时，“人”产生的社会情境性却又一次被遗忘。

20世纪90年代以来，各种科学技术迅猛发展，已不能再简单地认为科技是平行于社会的独立领域。生物科技超越了人为限定的诸多界限，人机结合的赛博已经全方位渗透于人们的日常生活。如何理解这种杂交体？赛博的出现对我们历史的“人”的概念有何影响？我们应该如何走出人体生物性和机器非生物性界定的理论困境？唐娜·哈拉维在她的《赛博宣言》中提出，女权主义者不会惧怕赛博，因为，女人就是赛博，应该能够引领新一代的社会理论的发展，并突破身份政治和地缘政治的局限。赛博女权主义理论对当代科技人类学理论以及相关新生殖技术民族志具有深远的影响和指导意义。

赛博概念的提出

唐娜·哈拉维 1985 年出版的著名檄文《赛博宣言：20 世纪晚期科学、技术和社会主义女权思潮》（“A Cyborg Manifesto”）以反讽的宣言形式宣告了赛博的诞生。赛博的最大特点是它是杂交体，不需要稳定的、本真意义上的身份。“女性，是在有关性的科学话语和其他社会实践中被建构的。性别、种族或阶级意识是由父权、殖民主义以及资本主义的复杂的历史经验强加在我们身上的结果。”（Haraway 1991：155）在哈拉维看来，新时代的女权主义必须突破传统的身份政治局限，赛博所代表的政治杂交体是更合适的隐喻。她明确指出自己笔下的“赛博神话跨越界限”，带来的是人与动物、有机生物体与机器、物质与非物质界限的模糊化。赛博女权主义所描绘的社会政治秩序是多元、包容、界限模糊、非线性表述和亲和的，它首先动摇的是生物性/社会性（sex/gender）的二元论。在赛博世界中，任何事物都是杂交体，不存在本真的人、物、机器和物质，也就不存在本质主义论的阵地。划分物质和非物质的认知模式在当代生物学和量子物理学的推动下已显陈旧，本质主义和建构主义就是这种二元论主导下产生的特定认知争论。在赛博时代，我们必须突破已有的窠臼，寻找不同的、多元的、开放的可能，这就是赛博给我们的启示。女性在哈拉维笔下和机器人一样更具有赛博的气质和勇气。

哈拉维赛博女权主义的提出基于她本人发展生物学和科学史学的学术背景。她从灵长动物学和基因专利等问题出发，有力地论证了科学知识及其实践是一种文化解释学，比喻、类比等建构科学知识的重要工具的使用将“生物的真实性”变为不证自明的假设。从此出发，西方科学性的标准被堂而皇之地作为区分文化本位的（emic）和文化客位的（etic）知识秩序的标准，也成为人类学学科认知论层面上的知识生产机制。基于此，跨文化比较和归纳的社会科学方法长时间在人类学领域中拥有无可动摇的合法地位。也正是在对认知论批判的层面上，哈拉维的赛博女权主义理论成为推动科学和科技人类学发展的哲学动能之一。

人类学领域中的赛博：亲属关系的新生

人类学和科技哲学在女权主义的大旗下交汇于赛博所反映的对杂交性（hybridity）的关注。这可以追溯到经典的人类学概念——亲属关系。将亲属关系和自然/社会事实相连进行阐述，并对以往陈旧的人类学亲属关系研究进行批判的第一人是美国人类学家大卫·施奈德（David Schneider），他于 1984 年出版《对亲属制度研究的批判》（*A Critique of the Study of Kinship*）一书，对两个理论假设提出了质疑："一、谱系关系在任何一个文化中都是相同的……二、血浓于水，即亲属关系不同于任何其他形式的社会联结。"在这两种文化假设下，亲属关系被认为是基于两性生殖这一自然事实基础上的滞后性结果（aftereffect）。施奈德认为这种表述实际上制造的是一种同义反复中的恒真命题，困扰他的并不是简单的生物主义描述，而是欧美文化中自然本身对社会的建构力量，自然被用于解释并建构人类特征和行为。这种自然主义论是欧美特殊文化情景中的产物，它将自己的文化性特征巧妙地隐藏起来，变身为普适的真理。施奈德对亲属关系的批判也是当时人类学界内部向自我批判和自反性转变的一个例证。

施奈德对亲属关系研究的批判被女权主义人类学家西尔维娅·亚纳季萨科(Sylvia Yanagisako)和卡罗尔·德莱尼(Carol Dlaney)在其著作《自然化的权力:女权主义文化解析》(*Naturalizing Power*)中进行拓展。在福柯的现代生产性权力(productive power)的影响下,亚纳季萨科和德莱尼首创"自然化权力"这一概念来分析生物学话语的生产性力量,她们认为"不平等和社会等级制度早已镶嵌在象征性符号体系之中,并且通过文字化物质实践活动变得更为详尽"。所有自然化的话语是为了使已有的物化秩序变得更加真实可信。许多阶层制度产生的差别通过诸如"社会性别""生物性""种族""再生产""家庭"这些分类被合法化为"自然的""生物性的",甚至是"基因的"。通过引入自然化权力的概念,对传统亲属关系的分析从以往的概念性应用转变为对生产这个概念的社会文化活动的关注。更重要的是,"自然化权力"让我们直面知识生产活动所隐藏的权力关系。

如果说施奈德对亲属关系研究的批判宣告了亲属关系这一概念在人类学中的死亡,那么英国女权主义人类学家玛丽莲·斯特拉森对于亲属关系研究的执着则为当代人类学的探索提供了理论框架。她的代表作《自然之后:20世纪晚期的英国亲属制度》(*After Nature*)在人类学领域内标志着女权主义人类学家从传统的社会性别对于亲属制度的研究向科技研究领域的转变。斯特拉森认为社会性别和亲属制度的研究需要从根本上动摇人们在日常生活中习以为常、根深蒂固的对所谓生物现实的认知。以往对亲属关系和社会性别的研究理论划分"社会的""自然的"的两分法本身就是一个"文化事实"。亲属关系理论是社会和自然的杂交体。它并未过时,反而可以成为人类学对于新兴领域探索的重要理论框架。斯特拉森指出,施奈德对亲属关系中自然联系(血缘)和法律联系(婚姻)这种理解实际是后达尔文主义人为创作的产物。达尔文从社会领域所借用以描述生命的“谱系”(kinship)概念在19世纪早期并非价值无涉，但这个概念最终被自然化，“自然”的家庭也就应运而生。个人的生物性成为决定一个人身份的重要基础。然而，在20世纪90年代之后新一代女权主义人类学家看来，这种使自然事实和社会事实成为两种截然分开的“事实”模式本身只是一个历史并不悠久的文化创新，它也是控制各种社会文化理论产生的无形结构。我们熟知的源于20世纪六七十年代生物性/社会性的女权主义理论也是这种欧美文化中对“自然”认知的反映。斯特拉森认为让亲属关系这一经典人类学理论得以焕发青春的，则是从20世纪80年代开始的、新的生殖技术的发明和迅速推广。

IVF技术的问世引发了大量有关生殖和亲属关系等相关问题的争论，在斯特拉森看来恰恰说明了生殖的自然性并非不争的事实。自然一旦被科技化和商业化，人类的能动性和选择就代替了以前的永恒不变性。在这种观念影响下，亲属关系转化为一种杂交体，和哈拉维提出的赛博相同，它也是融生物性、文化性、社会性为一体物。新生殖技术的产生和日常惯例化，为我们提供了一个研究被欧美国家冠以“生物”事物的文化解释的契机。在新的生殖技术介入下，自然作为独立割裂的领域存在，其发展的能力被极大地削弱，因为技术暴露了它的机缘性：“当自然自身被认为必须予以保护和倡导，自然作为文化实践意义的基石(ground)地位就不再是不证自明的了。”(Strathern 1992a: 177)对于斯特拉森所代表的新一代女权主义人类学家来说，近代对传统亲属关系研究的批判并未导致这个概念和理论框架的灭亡，恰恰相反，它自身具有极强的自我变异能力，经重塑后可用以认知自然性和文化性杂交体。

“通过亲属关系，我们需要理解的并不仅仅是亲属之间的互动关系，还有这些关系如何构建起来。性、基因传递、生育，这些生命事实曾经是夫妻、姐妹、父母和孩子关系形成的基础，因此也被视为亲属联系的基础。而融入这种生殖模式的是自然显示和社会建构的结合。这些有关亲属关系的想法给予我们的是一个理论，一个关于人类社会和自然世界关系的理论。”(1992b：5)斯特拉森这样重新阐释她所理解的亲属关系。她详细论述了IVF技术如何使身体和机器之间看似牢固的边界被打破，最终生成一种自然和文化的杂交体赛博。对IVF技术的人类学质询，进一步明晰了亲属关系的概念的建构过程。

综上，无论是哈拉维以宣言形式叛逆以往打着科学旗帜的殖民和父权制特权体系，还是以斯特拉森为代表的人类学家选择重塑传统概念和理论框架，给予亲属关系以崭新的第二生命，她们都对自己植根的知识体系(生物学和人类学)进行了无情的批判，两者在女权主义立场上不谋而合。20世纪90年代以来，女权主义理论的发展极大地扩展了我们对“知识”的批判性认知。在她们看来，本体和认知，认知(knowing)和认知者的存在(being)紧密相连，不可分割。客观的、中立的、不受社会价值约束的知识是不存在的。无论是社会科学知识还是自然科学知识，都是政治、社会、文化、自然融于一体的产物。正如哈拉维所言，任何知识都是特定情景的产物。性别研究和科技学的理论在人类学的领域中被大量借鉴，并运用到多点民族志研究中。本文仅以考察新生殖技术的民族志为例进行评述。

新生殖技术的民族志研究：作为赛博的试管婴儿

20世纪70年代起，女权主义人类学一直担当挑战生物决定论的重任。90年代之后，许多著名的女权主义人类学者开始转向科技人类学的研究，其中和传统的女权主义人类学者对于社会性别讨论结合最为紧密的是生殖领域文化的研究。生殖文化一直以来被认为是女性人类学者的研究领域，很多先驱学者通过自己的民族志详细地描述了不同文化背景中女性的生育过程和生育方式，旨在挖掘本土信仰体系中有关生育的知识，比较不同文化中对某些重要的生殖理念的认知及其引发的生育实践。这些研究思路虽然在当时有一定的解放作用，但显然受制于早期的女权主义思潮，对西方科学本身的文化性避而不谈，而刻意强化“他者”“他文化”和“我/他”之间差异性的表述，陷入了精粹主义的陷阱。而90年代科学技术人类学的研究视野相对开阔，自我批判性也大大加强。她们的质询扩展至欧美文化，深入到中产阶级、西方生殖医学，“没有文化的文化”成为研究对象。埃米莉·马丁1987年出版的经典民族志《身体中的女性：生育的文化分析》(*The Woman in the Body*)一书的出版，代表着女权主义人类学者与科技人类学的联姻。以马丁为代表的象征主义人类学学派，对生物医学知识体系中描述女性生殖系统时采用的比喻进行诠释，探讨科学生育的文化含义，进而揭示医学知识本身的政治性和社会性。隐喻的力量不仅塑造了我们日常的思维模式，而且在相当的医学实践中形成了惯例化操作。

如果说马丁的作品还局限在对文本意义的女权主义诠释之上，赛博宣言的影响还并不明显，那么IVF技术的女权主义民族志中哈拉维和她的赛博理论已经随处可见。这个领域的民族志主要关注现代生物技术在全球不同国家渗入过程中，不同文化女性和男性对其接受、采用和抗拒的现状以及其引发的各种复杂的社会问题。其中克里斯·汤普森(Chris Thompson 2005)在美国所做相关IVF技术的研究，巧妙借用当代科技学和性别理论，以扎实的民族志田野调查为基础，生动描述了围绕 IVF 技术所产生的文化实践。汤普森将发生在人工生殖诊所内的所有亲属关系、性别、情感、法律政治和经济等方面的协作，称为“本体论上的舞蹈编排”（ontological choreography）。只有当它们协调共舞时，人工生殖诊所才能顺利运行。在诊所里，能够观察到的也只有各种各样被打破的边界。比如人体和手术设备的结合，法律上的判决对特定亲属关系的明晰，甚至官僚化的会计报表在有些时候决定了哪些人类胚胎是可以继续存在的，哪些又是必须抛弃的。一切事物在 IVF 诊所中都是技术、个人、政治、经济的杂交体即赛博，但赛博本身具有的创新性在现实生活中被长期父权制度中形成的各种规则所限制。汤普森使用四个关键理论来总结这种“本体论舞蹈编排”中的赛博所面临的矛盾与张力：即正常化（normalization），自然化（naturalization），社会化（socialization）和社会性别（gender），并用无可辩驳的一手田野资料展示出美国社会中看似中立的技术革新在其实践应用过程中的确混杂着政治性和社会性。她在 IVF 诊所里观察记录的言论有力地展现了社会性别刻板印象的表演和再生产如何将既定的社会秩序带入了科技创新而生的环境中，也清晰有力地证实了 IVF 诊所中自然和文化被共同生产着，而它们之间的互动回应着既有的文化概念和类别。在汤普森看来，科技和文化共同编织着现实。

汤普森笔下的美国 IVF 诊所中的“本体论舞蹈编排”并非普适性的真理。在全球化的背景下，日新月异的生殖技术正积极地融入和制造社会现实。这也吸引了很多女权主义人类学家的关注：比如玛西娅·伊霍恩（Marcia Inhorn 2003）通过将近 12 年对埃及 IVF 使用的追踪研究，揭示了在发展中国家 IVF 使用的迅速增加并未如人们想象和宣传那样，给使用者尤其是女性带来福音。由于种种社会政治经济文化和技术的制约，IVF 技术下诞生的婴儿甚至会被冠以“罪恶之子”的污名。相反，苏珊·卡恩（Susan Kahn 2000）在以色列的民族志研究展示了同样的技术可能遭遇完全不同的命运。犹太复兴的民族计划和国家工程使 IVF 技术的运用在国家的层面上被极大鼓励，甚至使一些保守的宗教信徒改变主张，庆祝试管犹太婴儿的诞生。这些女权主义人类学者用自己生动的民族志写作证明了“科技是文化的模板。在这块模板上，常态被不断地拒绝和重申。正是在这个过程中，文化的实现和变革在不断进行”（Becker 2000：250）。

毋庸置疑，试管婴儿技术的使用让西方生物决定论中边界清晰的两个社会角色（父母）都遭到了质疑。试管婴儿作为又一个文化生物杂交体的赛博再一次证明了既有概念中分类标签的“本质”性存在是一种文化上的想象和建构。赛博女权主义人类学家以重塑的亲属关系这一理论，重新审视了人类学生殖领域的传统命题。生物学这一起源西方、拥有巨大自生力量的科学知识话语在全球化时代下，正以迅雷不及掩耳之势殖民各地。各种生物技术的应用不断产生新生物体，比如冷冻保存的生物胚胎、转基因动物、克隆动物、转基因食品以及占据主力的基因检测。作为新生代女权主义学者，哈拉维所要放弃的是以往过于舒适的种种传统界限、领域和身份政治，她不惧怕各种赛博，而是庆祝、拥抱并团结各种杂交体的力量。当今世界是赛博世界，每个个体都是赛博，在这个世界里只有所谓的“纯种”“精粹”“本质”才是真正的怪胎，任何声称是这些怪胎忠实的守道卫士的人、物、思想、物质都是与赛博女权主义格格不入的背离。

参考文献

Becker, Gay. *The Elusive Embryos: How Men and Women Approach*

New Reproductive Technology. University of California Press, 2000.

Clifford, James and George Marcus, *Writing Culture: The Poetics and Politics of Ethnography.* University of California Press, 1986.

Haraway, Donna. "A Cyborg Manifesto: Science, Technology, and Socialist-Feminism in Late Twentieth Century," In *Simian, Cyborgs, and Women: The Reinvention of Nature*. New York: Routledge, 1991.

Inhorn, Marcia. *Local Babies, Global Science: Gender, Religion and In Virtro Fertilization in Egypt*. New York: Routledge, 2003.

Kahn, Susan. *Reproducing Jews: A Cultural Account of Assisted Conception in Isarael*. Durham, NC: Duke University Press, 2000.

Marcus, George and Michael Fischer. *Anthropology as Cultural Critique: An Experimental Moment in the Human Sciences*. University of Chicago Press, 1986.

Marin, Emily. *The Woman in the body: A Cultural Analysis of Reproduction*. Beacon Press, 1987.

Schneider, David M. *A Critique of the Study of Kinship*. University of Michigan Press, 1984.

Strathern, Marilyn. *After Nature: English Kinship in the Late Twentieth Century*. Cambridge: Cambridge University Press, 1992a;

——*Reproducing the Future: Essays on Anthropology, Kinship and the New Reproductive Technologies*. New York: Routledge, 1992b.

Thompson, Charis. *The Ontological Choreography of Reproductive Technologies*. Cambridge, MA: MIT Press, 2005.

Yanagisako, Sylvia and Carol Delaney ed. *Naturalizing Power: Essays in Feminist Cultural Analysis*. New York: Routledge, 1994.

第八论　新技术下的选择性生育：医学人类学视野下的生殖领域基因检测

近年在生殖和新生儿领域内兴起的各种筛查和基因检测技术引起了临床医学、公共卫生以及生命伦理界的高度重视和热烈讨论。人类学者将这些技术统称为选择生殖技术（Selective Reproductive Technologies，SRTs）。本文试图从科技人类学和医学人类学的角度来解析选择生殖技术，特别是基因检测技术的文化意义。本文分为三个部分：首先，简单介绍人类学对生殖技术研究的起源；其次，以民族志田野研究为例来阐释筛查技术中所隐含的文化预设和基本理论框架；最后，简单叙述人类学家在生殖领域基因检测研究中所秉持的基本立场以及可能的贡献，并讨论这些研究对中国相关问题的启示。

人类学对生殖领域检测技术的研究起源

人类学对各种检测技术在生殖和新生儿领域内应用的研究可以追溯到古典民族志对各种文化中选择生殖领域的探索。例如，很多社会在历史上普遍存在杀婴、溺婴、弃婴的现象；而流产、引产等产科技术的发展，配以各种产前筛查和基因检测手段，使得可能有出生缺陷的胎儿也成为常规性选择生殖的对象；近年来，新的生殖技术（人工体外授精）又让精子、卵子和胚胎体外的检测成为可能。

人类学的开山鼻祖马林诺夫斯基（Malinowski 1929）于 20 世纪

早期在超卜连群岛(Trobriand Islands)所做的民族志中就有关于为孕妇进行洗浴仪式的记载,这一仪式的目的就是希望求得“正常形态的胎儿”。玛格丽特·米德(Mead 1928)研究萨摩亚的时候记述了制约孕妇行为的种种禁忌。当代著名人类学家南希·谢伯-休斯(Scheper-Hughes 1993)则描述了生活在巴西贫民窟的母亲会将孱弱并患有疾病的新生婴儿称为“天使婴儿”,出于贫困和叠加的其他各种原因而主动放弃对他们的照料。中国古典文献中所记载的求子仪式和胎教实际上也是对选择生殖技术的运用。

总之,古今中外,人们期望能够采用某种技术手段干预胎儿发育并使其按照预定方向成长,这并非什么新生事物。但是以往的技术一般只能在出生后使用,因为只有那个时候才能判定婴儿的基本形态。从 20 世纪 60 年代开始,B 超技术广泛应用于产前检查中,这就将尚在母亲腹中的婴儿转化为选择生殖技术的检测对象。一个简单的例子就是 B 超使对胎儿的性别选择成为可能,继而产生了因为性别而堕胎的社会问题,于是禁止对胎儿进行性别选择的法规也应运而生(联合国人口基金 2011)。1970 年之后,新一代基因检测技术,比如羊水穿刺和绒膜绒毛取样,使得检测胎儿基因缺陷成为可能,因基因缺陷而终止妊娠的情况也普遍被社会和立法者所接受。与此同时,辅助生育技术的发明,使得新的生育领域迅速进入了“科技时代”(Rapp 1999)。到了 1990 年代,第三代辅助生殖技术,胚胎植入前遗传学筛查/诊断技术被运用到辅助生殖过程中。这种筛查/诊断方法在胚胎植入体内之前,就对胚胎进行生物活检和遗传学分析,然后选择无遗传学疾病的胚胎植入子宫,并由此获得正常胎儿。受精卵植入前基因诊断技术的创新发展,使得使用辅助生殖技术的父母可以选择“完美”的受精卵,而无须等待受精卵在母体内成熟后再做检测。生物医学技术“预见未来”的精确性在进一步提升的同时，带给受众的文化、法律、伦理困境和因此而产生的社会焦虑也日益剧增。

20世纪90年代，纽约大学的人类学教授雷纳·拉普（Rayna Rapp 1999）对美国产前羊水穿刺检测的社会文化研究开启了人类学生殖领域对各种基因检测技术关注的先河。她的民族志《测试妇女，测试胚胎：羊膜穿刺术在美国的社会影响》（*Testing Women, Testing the Fetus*）成为近年来经典读物。在辅助生殖技术的起源地英国，剑桥大学人类学家沙拉·富兰克林将民族志的研究方法和传统亲属关系理论应用于辅助生殖技术的研究，进而开始关注PGD。2006年，沙拉·富兰克林和在兰卡斯特大学任教的社会学系讲师西莉亚·罗伯兹（Celia Roberts）（2006）所著的《出生和制造：一部关于胚胎植入前遗传学诊断的民族志》（*Born and Made*）一书出版。该书展示了她们多年来对位于伦敦和利兹两地从事PGD临床的诊所进行民族志研究的成果。随着基因检测技术的进一步发展，新生儿领域的罕见病也迅速步入了遗传学家、临床医生、公共卫生政策制定者以及市场的视线，成为讨论的热点之一。2013年医学社会学家、美国加州大学洛杉矶分校教授斯蒂芬·蒂默尔曼斯（Stefan Timmermans）和玛拉·布赫宾德（Mara Buchbinder）（2012）合著的《拯救婴儿：新生儿基因筛查之谜》（*Saving Babies?*）一书，在科技人类学和医学人类学领域内引起了强烈的反响。他们通过对加州一新生儿代谢疾病医疗中心中75个家庭以及中心内的临床医生、遗传咨询师、护士等工作人员的生活进行长达三年的民族志田野研究，生动地再现了新生儿筛查项目在实践中出现诸多社会文化问题和伦理困境。下文将在对这三部民族志的综合评述基础上，简单梳理一下人类学对STS研究领域的介入途径和理论贡献。

人类学研究生殖领域基因检测技术的基本框架

人类学对生殖领域检测技术的研究主要集中在三个层次的描述上,其理论框架如下:

首先,民族志研究立足对技术消费者/使用者的体验的记录和还原,为深度理解生殖和新生儿领域中的检测技术提供了真实可靠的一手数据。在多数情况下,PGD、羊水穿刺和新生儿检测等技术使用的最终决定权被赋予了(备孕/孕期/新生儿)父母,他们也被雷纳·拉普(Rapp 1999)称为“道德先锋”:在这片基因检测技术所开辟的新的临床疆域中他们承担着行动和决策的责任,无论是接受还是拒绝某种检测,他们所承载的道德、情感重负是常人所无法想象的;他们的社会责任也无法用简单的量化数字去衡量的。人类学者通过长期跟踪的浸入式的田野调查,生动再现了这些父母/伴侣做出决策背后的种种动因和所反映的更为深层的社会危机。比如,在决定是否接受某种基因检测进而采取是否终止妊娠时,这些“道德先锋”就是基于一个有某种疾病儿童所需的照料和社会对“残障人士”的接受程度来进行的。不同的文化背景、社会经历和宗教信仰都会直接影响他们对今后照料一个身患疾病的孩子所需的各种社会资源和精力的判断,最终做出接受或者拒绝的决定。一旦做出某种决定,自然也都会去强化生殖养育“责任”的概念。这种对生育责任的强化又进一步将准父母推上了道德的前沿,也给他们无形的压力,使其要使用所有可能的检测技术来避免某种情况的发生。

芭芭拉·卡兹·罗斯曼(Rothman 1986)早在1986年就指出,

各种产前筛查检测会从根本上改变个人为人父母的经历。人类学者因此也关注各种检测技术使用者的切身感受。由于检测技术在临床的使用不断常规化，每个处于孕期的准父母和新生儿的父母都必须面对胎儿或者新生儿潜在“残障”的可能性。尽管在没有这些检测手段的时候，不确定的风险也会萦绕在准父母和新手父母的心头，但如此频繁地接触不确定性、风险和潜在的疾病却是检测技术所建构的新的生育经历，使原本就不确定的孕期增加了更多的焦虑，并充斥着对潜在疾病的想象。一方面，孕产妇希望通过各项检测获得确定的答案；另一方面，确定性却并不因为检测技术的日趋精湛而增加。比如，羊水穿刺的唐氏儿确诊结论，并不能告知准父母孩子的确切形态，因为唐氏综合征的症状呈谱系，唐氏儿的生理和疾病特征会有不同表现，有的非常严重，有的很轻微。检测技术看来并不能缓解生育体验中的紧张和焦虑。“孩子正常吗？”这一不能再普通的问题，通常得到的是一个模棱两可的解释。没有肯定的答案，有的只是“客观的”风险的评估和不会出错的“不能确保”的陈述。对于大多准父母来讲，这种回答导致的是更多的惶恐和不安。

新生儿筛查的结果则直接创造了新型的“等待中的病人”，将“病人”的概念扩大到还没有出现明显临床症状的新生婴儿及其父母。这种“等待中的病人”的疾痛叙事中常常伴有“生活被悬置”的经历，是一种“无病的病态”。而这些初为父母的经历最终在统计数据中所留下的仅仅是“真阳性”或“假阳性”的记录。民族志田野研究不仅仅准确捕捉了这些家庭的经历，也记载了他们在这个过程中能动性的发挥：有的倾向自己消化做出孤独的“个人选择”；有的则倾向听从医学权威的建议，减少自己抉择的痛苦；还有的会将这种选择交由所在的家庭，最终寻求更多的资源对未来可能有罕见病甚至残障的孩子进行照料。

民族志研究搜集不同的个体经历和叙事模式，尽管大多数故事中，主体都在重复着类似的选择和焦虑的故事，还是有不同的声音存在，他们对技术的本土解释为我们理解“生命”“完美”“潜力”这些习以为常的概念提供了多元化的素材和可能的突破。比如在使用胎儿基因检测技术时，基于不同的信仰和经历，有人坚持认为只要看上去正常，不需要自己的孩子太“聪明”，从而拒绝听从医生和医学咨询建议。这个举动动摇了我们习以为常的有关“正常”和“非正常”的界限。界限在什么地方？我们无法提供确定的答案，但可以肯定的是，它最终是一个道德的实践，边界在各种力量的牵扯和妥协中，不停地被挑战、协调和重建。

其次，在一手数据的基础上，民族志田野研究通常围绕研究对象的主体经历，进行文化解释，重新审视大家习以为常的话语。在选择生殖技术领域，最为普遍呈现的神话有二：“技术希望”和“个人选择”。现有的生殖和新生儿领域中的基因筛查技术经常被冠以“希望”的美称，正是因为它们被刻画成能够预测可能发生的疾病，精准和高效是“希望”故事中永恒不变的主旋律。随手翻开关于基因检测技术的新闻专题，都会很容易地找到如下报道：很多人因为使用了基因检测技术，或将过去的悲痛转化为对未来的希望（例如 PGD）；或及早发现了潜在的不正常，及时采取措施，避免了未来的痛苦（例如产前基因检测）；或发现了潜在的病症，采取相应的治疗措施，避免了悲剧的发生（例如新生儿遗传筛查）。这些有关挽救生命、减轻痛苦的感人肺腑的故事一次次强化着对“技术希望”的建构和对未来的憧憬，这无疑是一种制造神化的叙事方式。而民族志通过对技术研究者和操作者的研究则解释了在临床上甚至是实验室中的不确定性,生物医学的不确定性话语在真实的情景中非常普遍,但是在媒体宣传和市场营销中,出于对神话叙事的需要,却往往被当作杂质、杂音被过滤掉。

比如,拉普(1999)记录了实验室的工作人员如何每天通过例行规定的程式将有争议的病例检测结果确认下来,将模糊的可有可无的第三条21染色体诊断为21三体综合征,并通知孕妇及其家属。这种被屏蔽的生物医学不确定性正是医学研究者、临床医生和遗传咨询师时时刻刻都要面对的"事实"。蒂默尔曼斯和布赫宾德对新生儿筛查的研究中,也不止一次地指出:很多医生面对着长时间未出现任何临床症状但某种罕见病检测结果却呈阳性的婴儿,也觉得无能为力,不得不用模棱两可的解释来告慰等待中的家长。

从另一个角度看,大家对检测结果的期待和认知却有很大的差异,往往出现一些不可沟通的矛盾(Timmermans & Buchibinder 2012)。对于医生而言,这种不确定性是医学的常态;而对于家长来讲,这种潜在发病的可能性是很难释怀的。富兰克林和罗伯兹(2006)有关PGD的民族志田野研究也发现:在英国的医疗诊所中,没有人会将PGD/PGS技术描述成为"魔术子弹"(magic bullet)。恰恰相反,遗传咨询师的主要工作就是让通过各种途径找到PGD/PGS技术的患者了解到技术的复杂性现实,使他们具有现实主义而非理想主义的态度。他们希望传达的信息是:PGD是一种合理的、必要的、最后的选择。

生物医学的不确定性在很多临床医生的论述中,都被不断地强调。但是由于传统生物医学实践中对"权威"的强化,往往将医学技术的受用者作为"外行"来对待。对于当代生物技术所带来的日益增多的不确定性，这种“权威—外行”的沟通模式，是无法真正地按照临床医生的意志准确无误地传达给受用技术的患者的。在门诊实践中，神奇的是，这种“现实主义”的咨询，却增强了患者的信心。他们会因为这种职业性的“诚实”而继续选择使用这些技术，生物不确定性在他们的理解中又转化成为一种“希望”。由于生殖领域中的基因检测技术被赋予生命“希望”的意义，对于大多数父母来讲，它就成为必选之选：因为既然已经有了这种技术，不选择它，将来会转变为沉重的道德负担。正如医学社会学家芮妮·福克斯(Fox Renee 2000)强调的，不确定性是现代医学的重要特征和法则，因为医学所面对的是人最基本最亲密的问题，这使得医学的不确定性具有深层的道德纬度：它所引起的是与生命价值、风险比较和利弊平衡等一系列相关的问题。

与“技术希望”神话相互交错、相辅相成的是“个人选择”。大众媒体对新的生殖技术和检测技术的描述大多和个体的自主选择性相关：“先进”的检测技术往往提供的是一种“选择”，有了选择就有“希望”；如何做出正确的选择就依靠个人的能动性和自主性。这种对个体选择的叙述所强化的是西方文化对于“个体”的理解。“个人选择”的话语是后工业时代社会碎片化的反映，也是21世纪遗传医学工作者让自己远离种族优化历史原罪的一种实践策略。这种“个人选择”的话语构造使得非引导性的咨询成为许多国家临床实践的原则：也就是，医生和遗传咨询师通常只提供中立的信息，将决策权留给患者。但是，民族志田野研究恰恰着眼还原普通人日常生活中使用某种检测技术决策过程的复杂性，证明了这种依托于自主性个体的“选择说”在很多场合——即便是欧美国家——也不是通用的。更何况，实践中的各种变故，使得医护工作者在实施该原则的过程中，不得不根据具体的情况，进行变通，对所谓的“中立性”信息做出判断和选择。因此临床实践是夹杂着职业伦理、日常照料和社会责任的混合体，而不是简单的“个人选择”“信息中立”和“无指导性咨询”可以概括简化的。比如在日本，医生就积极地承担着产前保健引导者的责任，而不是像欧美常用的只提供中立的信息，让有自主性的个体做出个人选择(Ivry 2006)。

如上所述，每个面临选择的父母，都会根据以往的经历、现实的设置和对未来的期望，做出不同的“选择”。但是“选择说”所引起的学术争议有二。第一，选择过程的复杂性。个体在其中的作用并非像大众想象的那样具有核心地位和决定性，更不是自由意志的体现。很多情况下，尽管父母(多数情况下是母亲)还会去重复强调所做的决定是个人的选择，但是这种选择却是多重因素共同作用的结果。例如，家庭的主体性在很多社会情境中被赋予合法地位，除了父母双方的决定外，未来可能承担主要照料职责的人也会积极参与决策的过程。第二，过度强调“选择说”所带来的直接后果是将本来社会应承担的责任都统统推卸给个人和家庭，而其他的隐藏的决策者却被免去了责任，这些决策者包括公共卫生政策的制定者、医学领域的研究机构、从事临床服务的医疗机构以及各种以盈利为目的的、和健康相关的检测公司。个人的能动性和自由意志被无限夸大的同时，个人也被一步步推向了无助的边缘。选择带来的家庭、社会和道德责任重负最终引起的是尖锐的医患矛盾，将医生和患者推上了对阵的风口浪尖，使之成为隐遁的社会制度设计的买单者。

最后，技术和相关生物医学知识的生产与再生产。各种技术不是也不应该是隔离社会文化的存在，而是与人、政治制度、社会体制、机构安排、使用者、操作者、消费者和生产者一起共同建构和建构着的。尤其是在生殖领域内，随着体外授精技术的完善和发展以及医学对生命认知的细胞化和分子化，取卵、受精、移植都进一步将实验室和临床实践两个时空的距离逐渐缩小。从转化医学到精准医学，研究和临床实践的快速结合，使得医疗技术的商业化也随之扩展。尽管全球范围内不同国家地区的管理规范不尽相同，但商业化的趋势却随处可见。这种商业化带来了围绕人体细胞产生的各种市场，比如卵子精子库、临床遗传部、基因检测公司和中介。以往的以照料为己任的临床实践逐渐倾向市场"需求"，而患者则向消费者的角色转变。市场、国家、医疗系统极大地混杂在一起，相互依存，各个实践者的角色也不像以前那么界限分明了。传统的社会科学的研究方法在数据搜集的广度和分析的深度上都显示了相当的局限性，而人类学的民族志田野方法因其与生俱来的对全景性的和情境化的强调，给予了我们研究这些呈现杂交化的"赛博"现实的可能性，也是我们可以贡献 SRTs 领域的宝贵财富。

富兰克林和罗伯兹(2006)的民族志研究揭示了：在英国，医学研究者和临床医生都非常倾向将 PGD 定义为一种临床遗传学的技术；而美国除了 PGD 之外，更广泛地应用 PGS 以增加怀孕的成功率，因此倾向定义其为辅助生殖技术，从而可以和体外授精和试管婴儿技术配合使用，相辅相成。为什么在英美两个文化背景如此相似的国家，对 PGD 技术的理解会有如此大的偏差？这是因为 PGD/PGS 在美国的公共卫生服务体系基本缺失，PGD 更是高度商业化的产物；而在英国，PGD/PGS 技术的起源是临床遗传学，基本上所有使用该技术的夫妇都有习惯性流产和婴儿因罕见疾病早逝的痛苦经历，为了避免悲剧的发生，医学研究者和临床医生技术希望使用者和相关研究能够获得政府公共财政资助。同样，在新生儿筛查领域，为什么某一种疾病会成为检测技术的主要标靶？这并非简单的患病率、治愈率和经济成本造成的，更多的是多种因素机缘巧合的偶遇。比如苯丙酮尿症（phenylketonuria，PKU），尽管它是名副其实的罕见病，它之所以在美国成为新生儿筛查检测的必检科目并被列为公共卫生的覆盖范围，究其原因，我们可以发现，是发起人个人的经历、患者亲属组织的积极推动以及当年肯尼迪总统对减少和消除智障的大力支持，还有很多我们不得而知的"运气"成分共同作用的结果。相关史料和民族志描述，都鲜活地再现了一种技术被创新、推广和日常化的过程，也有力地论证了科学技术并不是反映自然界的客观真理，而是融合各种社会实践为一体的文化过程的论点。

人类学生殖领域基因检测技术研究对我国的启示

人类学家通过对生殖领域内多种不同的基因检测项目的研究，以民族志的方式对技术进行深描式的文化解释，其要达到的批判性目的有三。首先，意在改变简单的"技术希望""个人选择"和"早发现、早预防、早治疗"的叙事方式，还原医疗实践本身的复杂性和不确定性，对所有前沿技术或者常规技术"祛魅"，还原医学原有的对照料的强调，从而改变简单的对技术救赎的神化。通过大量的浸入式研究，人类学家发现，在日常实践中，尤其是危机处理之后，很大程度上是父母和家庭成员通过无微不至的日常照料来实现对胎儿和新生儿的呵护的，很难简单地归因于单独的检测技术。比如，在日常生活中，是父母实施着新生儿的饮食控制；当紧急情况发生时，是父母把孩子送往急诊室；由于罕见病而引起的各种日常事务性工作也是由父母承担的。而我们通常在医学文献、公共卫生文献以及伦理文献中父母长期对新生儿照料的叙述却处于一种隐蔽的状态，不为人知。他们从实践照料中所获取的经验和积累的“本土知识”也从专家知识体系中被排除。这种将未来和希望都寄托在技术革新的做法根本无法解决现实医疗体系中所面临的复杂的临床问题。只有以照料为中心，辅以技术支持才能让我们的医者和患者从新的角度审视双方的立场和实现。

其次，提高相关卫生政策制定者对社会多元化的理解和认知，让其身临其境、切实感受到不同群体的技术使用者的亲身经历，弥补数字、图表等展现方式所带来物化的弊端。

最后，期望政策制定者在配给医疗资源上实现社会公平与正义。欧美的田野案例给予了我们很大的启示，其中之一便是医疗资源的分配问题。新的技术所呈现出的社会问题依然如旧，比如由于医疗保障制度的问题，尽管美国的各州政府承担新生儿筛查的费用，但是一旦筛查的结果呈阳性之后，后续的确诊和治疗费用，尤其是专门针对新生儿遗传代谢罕见病的奶粉和食品价格之高，并非每个家庭都能负担得起。我们可以清晰地看到，当危机处理过后，是家庭可获得的社会资源决定了是否能够真正维持孩子的生命。因此，如果把所有的希望全部寄托在技术的进步，把公共卫生政策紧紧着眼于个人的危险控制和基因管理，而忽视基础医疗及相应的社会保障制度的完善，那么最终呈现出的状况仍然是旧瓶装新酒，老问题依旧得不到解决。基础的结构性损耗是无法依靠所承载的技术革新来弥补的。社会如果仅仅只提供生殖技术的选择，而没有完善的预后治疗措施和相应的社会保障制度，选择就转化为一种变相的强制：即当使用技术发现问题后，就只有终止妊娠或者放弃胚胎这唯一的选项可供个人和家庭选择了。

检测技术的创新和不断常规化的今天，给人类学提供了更加广阔的研究空间，并拓展了传统人类学的理论。比如，IVF 对传统亲属制度概念的重塑，基因检测技术对不同有关“生命”概念界定所蕴含的文化预设的反思等。人类学会同 SRTs 学者对技术所形成网络中各个主体及其互动实践的探究，也为生物医学、技术哲学、生命伦理学、法学等相关议题的讨论提供了丰富的田野数据。综上所述，人类学视野下的生殖领域各种基因检测技术，不是静态的、单纯的技术，而是围绕实践产生的包括使用者、创造者、监控者等多方利益关系人的杂合体。人类学的思考不是要简化这个过程，不是简单地做归因分析，而是还原其复杂的过程性，并通过讨论实践中所产生的却被既定科学和专家知识生产体系过滤掉或者忽视的杂质或杂音，从而达到对“正常”和习以为常的“共识”进行批判性反思的目的。“技术希望”和“个人选择”就是这种共识，也是基因检测技术的一种文化叙事。人类学提供的视角就是要对它们进行文化解码，进而引入新的思考，寻求多元的叙事可能，最终为现实的医疗卫生技术和服务提供更多的符号资源，走出所面临的种种伦理困境。

参考文献

Fox, Renee C. “Medical Uncertainty Revisited,” In G. L. Albrecht, R. Fitzpatrick, and S. C. Scrimshaw ed. *The Handbook of Social Studies in Health and Medicine*. London: Sage, 2000.

Franklin, Sarah, and Celia Roberts. *Born and Made: An Ethnography of Preimplantation Genetic Diagnosis*. Princeton, N. J.: Princeton University Press, 2006.

Inhorn, Marcia C., and Daphna Birenbaum-Carmeli. “Assisted Reproductive Technologies and Culture Change,” *Annual Review of Anthropology* 37: 177 -

196, 2008.

Ivry, Tsipy. "At the Back Stage of Prenatal Care: Japanese Ob-Gyns Negotiating Prenatal Diagnosis," In *Medical Anthropology Quarterly* 20(4): 441 - 468, 2006.

Malinowsk, B. *The Sexual Life of Savages*. Beacon Press, 1929.

Mead, Margaret. *Coming of Age in Samoa*. New York: Harper, 2001 (1928).

Rapp, Rayna. *Testing Women, Testing the Fetus: The Social Impact of Amniocentesis in America*. New York/ London: Routledge, 1999.

Rothman, Barbara Katz. *The Tentative Pregnancy: How Amniocentesis Changes the Experience of Motherhood*. New York: Norton, 1986.

Scheper-Hughes, Nancy. *Death without Weeping: The Violence of Everyday Life in Brazil*. Berkeley: University of California Press, 1993.

Son Preference in Viet Nam: Ancient Desires, Advancing Technologies. Hanoi: UNFPA in Viet Nam. UNFPA 2011.

Timmermans, Stefan, and Mara Buchbinder. *Saving Babies? The Consequences of Newborn Genetic Screening*. Chicago: University of Chicago Press, 2012.

第九论 “潜在性”的预测：人口质量监控与产前检测技术的民族志研究

怀孕是一个基于未来事件（出生）的状态：它是由自己的潜力决定的。它既是其他可能性的隐喻，也是家庭和国家即将到来的未来的体现（另见 Gammeltoft 2013）。在中文里，“潜在性”可以被翻译成“潜在的力量”（潜力）或“潜在可能性”。在这两个术语中，中心字是“潜”。它象征着一股巨大的力量正隐藏在某个地方，等待着出现。如果翻译成“潜力”，大多数情况下是积极表述。但是如果翻译成“潜在可能性”，就可能暗示一种不确定性和危机。中国人同时使用这两个术语来描述怀孕，因为这是一个等待某种巨大力量出现的时期，一个对准父母、医生和国家而言既有强烈希望又有强烈焦虑的时期。

潜在性来自现在和未来的分离，它指向一个根本的不确定性。它可以最终作为各种国家计划和社会控制的基础（Giddens 1990；Luhmann 1993；Zaloom 2004）。在本文中，笔者将我国的人口政策视为一种潜在性政治，旨在通过防止未来不确定的危险从而产生理想的未来人口。国家的依据是，高素质的公民将有助于中国现代化的发展，这将改善每个人的生活。中文术语“素质”（质量）在这种情况下是一个有魔力的词。素质既适用于个人，也适用于人口。这是一个在国家和医学关于生殖的话语中经常被引用的术语，也是普通人用来谈论孩子、谈论家庭未来的词。这意味着它们都可以被一种强有力的辅助性选择（甚至是强制性选择）所作用，而不是“自然”选择。因此，人口素质和个人素质成为可利用的选择机制下的连续项目，如产前筛查和国家规定的产妇健康教育系统。关于生育，国家对质量的关注被称为“优生”，它字面上可以被翻译成“优质生育”，或是通常所翻译的“优生学”。在优生话语中，胎儿被认为是“赤裸生命”(Agamben 1998)，后者意指一种只存在于其潜能中并可终结的生命。实际上，优生政策的运作方式是授权医疗机构选择哪些妊娠可以终止、哪些将被分娩。2006 年，当笔者在进行产前医疗的田野调查时，准妈妈群体中对怀上一个有异常基因状况的婴儿的可能性的叙述非常显著，以致笔者遇到的每个孕妇都表达了她们对胎儿是否正常的担忧。在这种背景下，我们看到了对出生时患有畸形或严重疾病的儿童数量不断增加的担忧，这一问题只能通过产妇健康教育课程、母体血清筛查(maternal serum screaning, MSS)、羊膜穿刺术和堕胎等措施来控制。被推荐的产前筛查可能可以准确预测孕妇怀上“缺陷儿”的风险，并进一步防止“缺陷”分娩，从而提高家庭未来后代和国家未来人口的质量。

“潜在性”在这里十分明显，因为它只能通过对未来的投射来理解。胎儿的质量是不明确的，这种天然存在的模糊的特征最终指向一个不确定的未来，必须通过一切可能的手段来想象这个未来。本论的第一部分，笔者追溯了与潜在性有关的国家政策的历史变化。第二部分笔者考察了公众孕妇教育课程，目睹了通过经济和人口质量的话语所阐明的“质量保证体系”的出现。在这些教育课程中，国家优生专家视自己为“质检员”，他们负责招募每一位准妈妈，采取积极措施，尽一切可能保证孩子顺利出生。与其他关注潜在性实践的学者(Svendsen 2011)一样，笔者在此记录了公众教育课上专家们是如何传达预测缺陷胎儿风险的想法的，也记录了优生专家如何向每位准妈妈强调低质量分娩的经济负担。在他们的谈话中，胎儿不仅被描绘成生物性的，同时还是生物政治的和生物资本的一种形式。它既是生物政治的，因为它构成在一个高度政治化的场所；它又是生物资本的一种形式，因为它具有未来应该(或不应该)投资的经济价值。事实上，中国的优生政策以潜在性(未出生婴儿的质量)本身的名义发挥作用，其理念是在质量出现之前，即在它变成现实(出生)之前，防止对质量的“威胁”。因此，通过公众教育，专家们成功地让女性参与到市场驱动下经济改革中的国家利益关系中，并以此提高整体的人口素质。

笔者在田野研究里遇到的年轻孕妇从怀孕开始就听到了关于怀上“缺陷胎儿”可能性的警告。这样的警告引起了她们极大的焦虑。令她们担心的正是她们对孩子未来的投射，她们想象孩子的未来将会像她们自己经历的一样：面对日益激烈的竞争，需要不断自我提升和完善(Fong 2004；Hoffman 2010)。由于准父母们担心孩子可能会输掉这场未来的竞争，他们寻求用寻找生殖技术来检测胎儿的潜在“问题”。就像水下的太阳一样，胎儿具身化了一种不可预测的未来危险，这种危险一部分是通过父母的过去来理解的。戈梅尔托夫特(2013)指出，潜在性不仅关乎未来，还与国家过去的历史有密切联系。笔者认为，中国动荡的历史和社会迅速革新的当下一直在培养一个“不确定的自我”，这个自我不断地以潜在的未来体验现在，以现在为基础对未来进行投射，并通过一切手段寻求保证。经济发展的主导话语也让这种不确定的自我相信，只能在量化的数字数据中找到保证。

关于生殖不确定性的人类学研究通常集中在超声技术如何赋予胎儿可见性(Duden 1993；Gammeltoft 2007；Taylor 2008；Thompson 2005)。但在中国，起到预测未来的关键作用的是统计数据而不是视觉图像。在本论的第三部分，笔者研究了潜在性政治如何与市场交联，促进母体血清筛查检测的广泛使用。从孕妇寻求产前保健的那一刻起，她们自己和她们产前保健的提供者就不断唤起对风险和潜在异常的意识。与此同时，母体血清筛查作为一种简单、安全的血液检测推向市场，被认为可以准确预测胎儿的状况。这说服了不确定状态的女性参与这个质量保证体系。

在本论的最后部分，笔者探讨了医生推荐母体血清筛查时孕妇的就医体验。尽管该技术有望提供关于胎儿的“准确预测”，实际上，准妈妈们遇到了更多的不确定性筛查。医生只提供关于测试结果的模糊信息，这让她们始终在理解风险和现实之间的区别中纠结。以风险为导向的筛查结果引发的不确定性进一步迫使女性通过进行侵入性产前检查来寻求关于胎儿的更准确信息。因此，质量保证体系产生了不确定性的主体。

通过一个新的潜在性理论视角来看待人口质量这个主题，笔者有两个具体的目标。首先，笔者试图阐明在高度商业化和个体化的当下，优生政策的变化特征。尽管在官方文件中，优生政策的文本基础仍然是以国家利益的名义提高整体人口素质，但在现实中，正如本论将展示的那样，它是“由选择的义务、自我实现的愿望和父母希望子女过上最好生活的愿望所强加的自我治理形式所形成的”(Rose 2007：64)。事实上，我国曾试图以高度市场经济的方式促进国民健康，让个人对自己的未来做出个人但“理性”的选择。其次，本论指出了潜在性的负面使用，即有缺陷胎儿的可能性。在中国，新兴的生活似乎是“在希望、期待和期望的精神气质中重新构建的”，而不是“恐惧和焦虑”(Rose 2007：27)。然而，潜在性很容易转向强权决定关于什么可以生存、什么必须死亡的黑暗面(Agemban 1998)。因此，我们应该在庆祝任何生物技术的所有新发展之前，停下来，思考一下过去和新兴的民族政治之间的文化连续性(Rose 2007)。

潜在性政治

20世纪90年代，中国采取了几项措施来确保新生儿的“质量”。1995年，中国通过了一项法律，旨在确保母亲和婴儿的健康，从而提高新生儿的质量。这项法律规定，所有计划结婚的人都要进行体检，以便于发现严重的遗传疾病和一些传染病。在整个90年代，在最重要的现代化努力中，我国政府通过其完善的围产保健系统引进和推广了一些先进的生殖技术。该系统于1979年建立，目的是监测和管理家庭生育和高危妊娠。但在1996年，中国政府首次授权分娩机构(综合医院、妇婴保健院)签发出生证明(证明新生儿出生后状况的合法医疗文件)时，这个规定获得了更多关注。它让分娩机构负责围产保健。作为这一高度监管系统的一部分，卫生部通过当地妇婴保健机构等为每位孕妇建立一份围产期保健记录(围产保健卡)。从怀孕开始，围产保健卡将跟踪孕产妇和孩子的医疗保健，记录产前发育、分娩、产后随访和直到7岁前的儿童疫苗接种。

1999年，中国国家计划生育委员会在全国范围内启动了出生缺陷干预项目，旨在通过防止“缺陷儿”出生来提高人口质量，从而降低国家层面的出生“缺陷”率。在笔者进行田野考察时，出生缺陷干预项目对怀孕前后和分娩后的女性进行监测，并将这种监测构建为三级干预。第一级干预措施涵盖新婚夫妇，为他们提供人类生殖培训课程以及服用营养补充剂(如叶酸和碘)的建议。第二级干预覆盖所有孕妇。建议她们在怀孕的前3个月继续服用叶酸和其他补充剂。

在第五个月,该项目开始对妇女进行更集中的监测,例如进行超声检查。第三级干预覆盖所有出生缺陷儿童,确保他们得到有效的后续治疗。

2003 年 10 月,强制婚前检查被废除,以提高“对人权的尊重”。这使得围产保健系统成为控制人口“质量”的唯一方案。按照要求,准父母参加孕产妇保健教育课程,在课程中,他们了解到没有适当关照自己健康可能带来的后果。更广泛地说,他们被教导从概率、风险和经济的角度考虑健康、身体、自我和胎儿。这一切使他们处于医学凝视下,处于一个知识领域中,处于一个可见性领域之中。女性现在通过这种凝视了解自己、自己的身体和胎儿,她们开始常常认为照顾自己和孩子是自己的责任,她们觉得必须不断关注孩子的潜在性并做出未来投射。

通常是当地的计划生育委员会和主要的婴儿产品公司赞助这个系统中涉及的公众教育课程。讲师包括优生学专家、退休医生、营养师和公司的实习生。因此,它构成了一个政府市场互动,以促进“质量保证体系”(包括使准父母进行一系列的产前检测)的重要场所。在 2007 年的田野调查过程中,笔者参加了其中的 10 个课程。在接下来的内容中,笔者将详细介绍其中一个课程。我们要特别注意课程中使用的语言,尤其是隐喻。课程教师用这些语言/隐喻传达了怀孕过程中存在问题的可能性,并敦促他们通过产前检测寻求安心。

建立“质量保证体系”

2007 年 6 月的一个炎热的夏天,笔者陪傅英和她的丈夫去了一个强制性公众教育课程。英今年 24 岁,已经怀孕三个月了。因为她很年轻，所以在上这个课程之前她对这次怀孕的感觉是比较积极的。她告诉笔者，她不想来，但“被迫”来，因为夫妇出席是从当地计划委员会获得出生许可证的前提条件。她认为课程内容是常规讲座，是“已经重复了几千遍，肯定是无聊和无用的”。当我们到达时，教室里已经挤满了50多对夫妇。英的丈夫找到一个隐蔽角落的座位方便他们看书。英买了一本时尚杂志，她让丈夫如果讲到什么重要的事情就记笔记。吴老师是从当地一家诊所介绍过来的优生专家。在提供了关于国家出生缺陷干预计划的总体背景信息后，她以一个故事开始了她的讲课。这个故事讲的是她的一个病人在两年前生了一个患有唐氏综合征的儿子，因此被允许生第二个孩子：“因为她有了这样一个教训，所以她这次非常谨慎小心。自从她怀孕后，她每周都来看我，并遵循医生的所有建议。她要求进行产前筛查和诊断检测。她说：‘医生，请你帮我看看它到底是什么东西。’”

这个时候全场所有人都大笑，把她最后一句话当笑话。（英开始专心听课，目光从杂志转向老师。）但是，老师还是用非常严肃的语气继续讲课。

> 不要笑！这是事实。你无法想象她和一个低智的孩子过着怎样的生活。经济开销巨大。虽然我告诉她做太多不必要的检查会对胎儿有害，但她坚持要进行更多的超声筛查。为什么？因为她有唐氏儿子的经历。她这次说，如果有任何可能性（生下一个“有缺陷”的孩子），她会毫不犹豫地立即打掉“它”。

为了强调“它”，她在黑板上写了一个大大的“它”字。

在优生专家、教育家以及医生和孕妇中，把有遗传问题的胎儿称为“它”或“东西”是很常见的。当在诊所就诊时发现胎儿的潜在问题时，医生和孕妇都倾向于立即将他们的词汇从“宝宝”改为“胎儿”。这一术语的选择在构建胎儿和孕妇之间的关系时至关重要，因为胎儿并不意味着母亲和未来孩子之间的任何亲密关系。在说服孕妇在收到产前检查的“阳性”结果[①]后采取进一步行动方面，将有遗传问题的胎儿客观化为“问题胎儿”发挥了重要的作用。理想情况下，它不仅将胎儿从孕妇的情感付出中分离出来，还启发她在经济和生产的话语中思考怀孕和产前检查的过程。

另一个将胎儿带入经济领域的词是“缺陷”。就像吴老师继续说的：

> 有缺陷的新生婴儿就像生产线上的“次品”。你必须做更多的工作来修复它，否则你必须放弃它，是不是？如果我们能在产品完成之前检测它，总的次品率就会降低。如果你这样想的话，就不难理解为什么我们建议你们都尽可能地进行医学检查，尤其是产前检查。我们的医生就像工厂里的质检员，他们使用各种设备来减少产品有缺陷的可能性。因此，对于每个家庭来说，遵循产前医学检查的指导方针肯定会帮助你实现类似的目标。它将以最低的成本提高产品质量。

在这些公众教育课程中，一个被认为有缺陷的孩子所表现出来的差异总是被描述为未来的经济负担。通过产检，检测可能携带任

---

① 雷纳·拉普在她的精彩著作《检测女性，检测胎儿：羊膜穿刺术在美国的社会影响》(*Testing Women*, *Testing the Fetus*)(1999)中对美国羊膜穿刺术“阳性”诊断的讨论给了我很大的启发。

何遗传异常的胎儿被认为是一种有效的投资，以节省未来的开销。课后，英发现吴老师关于生产的隐喻是“生动的描述”，“使事情更容易理解”。最重要的是，她变得非常关心宝宝的情况，尽管她仍然拒绝以消极的方式想象自己的怀孕结果。她和笔者进行了如下对话。

英：老师显然是在对我们夸大出生缺陷。她希望在我们中间造成一种恐惧的气氛，这将首先减轻她的责任，也帮助她销售一些产品，她在这个课程讲课可能是被制造商付钱来促销的。

朱：是的，你说得对。我相信是的。

英：但这样确实让我现在很担心。怀孕前，我没有按照她给的说明去做，也没有去看任何医生。

朱：我认为这没问题。不是每个人都严格遵守。

英：我想是的。但是还是有风险的……嗯，下周我会做一次全面检查，确定宝宝没事。

吴老师成功引起了听众的注意，并宣传了国家的优生政策和强调相关的产前检查。在这里，质量保证体系完美地发挥了作用，让英相信她需要产前检查来确保“一切正常”。

除了这种经济上的担忧之外，国家还将“缺陷”出生与第二种关于人口质量的强有力的话语联系起来，在这种话语中，具有可能的遗传条件或异常的胎儿被认为是“不适合”的，并且会自动过上“低质量”的生活。与他们对经济话语的反应相反，笔者遇到的接受过高等教育的女性对将“缺陷”的出生与低质量生活联系起来的策略没有很积极的反应，有时拒绝接受特别是侵入性的产前检查，如羊膜穿刺术。

这些女性认为她们的家庭是“高质量的”，即使在被归类为怀上可能具有遗传问题的胎儿是“高风险”之后，她们还是认为自己不会生出“低质量”的孩子。下面要讲的关于杨凡的故事说明了城市中产阶级女性的这种信念。杨凡是一个31岁的程序员，在2005年生下一个健康的男孩后，和笔者分享了她的故事。

> 我被建议做母体血清筛查的医生骗了。她甚至没有告诉我可能的结果，以及检测结果是阳性意味着什么。所以我以为这是例行检查的一部分。因为安全，我就做了。但后来被告知，生唐氏综合征孩子的风险是“高风险”。我惊呆了，哭了一天。我不明白。这怎么会发生在我身上？医生很冷漠地建议我做羊膜穿刺术。她说这很安全，是一个非常小的手术。然而，当我得知一根针会插入我的子宫时，我犹豫着要不要接受它。我做了一些调研。据说35岁以上的女性会有这种风险。我丈夫和我家人都没有这种病史。我们俩都很健康。结婚前我们认识很久了。我们两家都是知识分子。我们不相信我们的孩子会智力迟钝。此外，我们还了解到有流产的风险。所以我们决定不做羊膜穿刺术。嗯，我的孩子健康聪明的事实证明了这个决定是正确的。如果有人问我是否要做这样的检查，我会说不要，如果这对夫妇是健康的，并且两个家庭都没有这种遗传病。我们应该相信自己和丈夫，而不是那些冷血的检查和医生。

在讲述她的母体血清筛查经历时，杨凡强调说，她的丈夫和家人都受过高等教育，也很聪明。在她看来，像她这样的“高质量”家庭不可能有一个基因“异常”的孩子。

面对杨凡等受过高等教育的准父母提出的这些论点，优生专家和医生将城市中产阶层的“缺陷”生育归咎于“非自然”的母体环境：工作压力和“坏”习惯。他们认为，工作会给孕妇带来压力，由此产生的情绪变化会直接影响胎儿。“坏”习惯，如吸烟和饮酒，被广泛认为有可能对胎儿产生负面影响。在大众媒体上，聪明的夫妇生下“弱智”孩子的故事越来越受欢迎。浏览当地报纸、流行的产妇杂志和网络新闻，可以经常发现标题为“博士母亲生了一个哑巴孩子”的文章。在那些故事里，夫妻都是聪明成功的，却生下了一个“畸形”的孩子。这些媒体报道中的女性通常对自己的“低质量”婴儿承担个人责任，称她们在专注工作的同时推迟生育是多么遗憾。

当被问及为什么一些受过高等教育的女性很可能生出一个被认为有缺陷的孩子时，当地妇幼保健院的基因顾问詹博士对此作出回应。

> 现在我们有比过去多得多的“钢铁女性”。她们雄心勃勃，事业有成。我们看到越来越多的女博士和女教授。虽然她们在某一方面成功了，但在另一方面却失败了。为了不妨碍她们的职业生活，她们推迟结婚和生育。当她们最终决定要孩子的时候，不是太晚，就是出现很多问题，比如受孕困难，自然流产，有缺陷孩子的风险高。我们建议35岁以上的女性都进行羊膜穿刺术，这确实是一种侵入性的产前检查，可能会导致胎儿损伤、流产等。但是你要知道，否则的话，你很可能会生下一个畸形的孩子，这对家庭是巨大的经济负担，也是社会的负担。

医生和教育工作者经常像詹博士一样使用得失平衡、奖惩分明的语言，呼吁女性重视产前保健。在谈到孩子有基因异常的家庭悲剧时，我的报告人分享了这样的观点："老天爷对每个人都很公平。如果一个人以一种方式获利，他就会以另一种方式付出。"这种说法不仅把生一个健康孩子的责任推给了女性，还在那些可能无法让自己的孩子过上健康生活的职业女性中激起了负罪感。责任和内疚并存，迫使女性接受任何可用的产前检查。

检测潜在性

优生专家和教育者不断提醒孕妇及其家人注意风险："即使风险是千分之一甚至是百万分之一，如果那个人是你，那么就是100%。"这种挥之不去的恐惧导致我的研究小组中的大多数女性寻求最好的医疗保健，以防止被认为是"有缺陷"的孩子出生。根据《中华人民共和国母婴保健法实施办法》，孕妇有下列情形之一的，医师应当对其进行产前诊断：(1) 羊水过多或者过少的；(2) 胎儿发育异常或者胎儿有可疑畸形的；(3) 孕早期接触过可能导致胎儿先天缺陷的物质的；(4) 有遗传病家族史或者曾经分娩过先天性严重缺陷婴儿的；(5) 初产妇年龄超过35周岁的。

法律对产前诊断检测的强制性与否是含糊的。事实上，医生通常会督促35岁以上或有先天性疾病家族史的孕妇进行羊膜穿刺术。但是，35岁以上孕妇的比例相当低，占孕妇总数的3%至10%(Chen et al. 2007)。没有与年龄相关的风险或出生缺陷儿童家族史的妇女通常不愿意接受医学检查和进行侵入性产前诊断检查——无论是因为像上述的她们对先天性疾病的理解，还是因为她们担心针头会损害脆弱的胎儿。因此有大量的孕妇不接受产前检查。

医生指出母体血清筛查是羊膜穿刺术的替代方法。他们说，与侵入性产前诊断检测相比，母体血清筛查是安全的，经济上也是负担得起的，所以它更容易被孕妇接受，可以被更广泛地使用。他们向孕妇推广母体血清筛查，称其针对唐氏综合征和神经管缺陷(neural tube defects, NTD)筛查是“低风险且高效”。在公众教育课和优生咨询中，老师和医生经常告诉孕妇及其家人，这样的测试只需要孕妇的少量血液，不会对胎儿造成任何伤害，流产风险为零。测试的安全性——以及对其安全性的宣传——使得国家有可能对每个胎儿(因此也是每个孕妇)进行潜在异常的医学凝视。医生随后建议那些母体血清筛查检测结果呈阳性的人应该进行羊膜穿刺术，而不仅仅建议35岁以上或有家族史的人。权衡生育基因异常儿童的风险和这种经济、简单、安全的医疗技术后，准父母可能会选择进行母体血清筛查检查，以避免成为最后生下不健康孩子的“那个人”——或者说教育者和医生希望准父母做出那样的选择。

营销母体血清筛查

尽管有这些优生的呼吁，母体血清筛查与超声筛查不同，不属于任何常规的产前医疗检查协定，孕妇必须自己支付检查费用。当我在2007年完成田野调查时，中国政府仍然严重依赖制药和生物技术公司把母体血清筛查作为一种特殊商品向消费者推广。这些供应商在制定营销策略时考虑了两个群体的利益：国家和孕妇。

在郑州，母体血清筛查常在孕中期使用来识别有胎儿NTD和21三体风险的孕妇。大多数医院都采用了双标记检测法，检测孕妇血液样本中甲胎蛋白(alpha feto protein, AFP)和人绒毛膜促性腺激素(human chorionic gonadotropin，hCG)的水平。我在当地一家医院做了研究，该医院使用PNS-2 combo EIA试剂盒进行母体血清筛查。这是一种用于定量测定人血清中AFP和游离hCG浓度的体外免疫测定试剂盒，基于固相酶联免疫吸附测定法(ELISA)。这个试剂盒由北京沃德欣生物技术公司提供给医院，从旧金山的基因医学生物技术公司(Genemed Biotechnologies Inc.)进口。在宣传检测试剂盒时，该公司强调了三个特点：(1) 先进的检测技术——酶联免疫吸附试验，“先进”和“科学”的软件；(2) 该试剂盒仅通过两种生物标志物就能检测唐氏综合征、18三体、13三体以及其他染色体异常和NTD疾病；(3) 它的综合性，消除了对其他特殊和昂贵设备的需求，为医院节省了大量资金。

母体血清筛查检测试剂盒的供应商还需要说明他们的产品符合中国国家的政策。所有母体血清检测试剂盒的供应商在给医院的广告文案中都有一个特别的部分，表明他们的产品符合国家的长期优生政策。例如，一份文案列出了所有旨在降低“出生缺陷”、提高人口质量的法规和国家项目，并声称“所有这些都表明政府将努力解决高出生缺陷率和先天性残疾问题。因此，为了响应中央的号召，现在各省市都在大规模地开展相应的工作”。另一项提议更明确地指出：“由计划生育委员会和卫生部发起的出生缺陷干预项目将扩大我们产前筛查检测试剂盒的市场需求。潜在市场很有前景，零售商销售我们的产品不会有任何问题。”这些声明都表明，在中国，产前保健产品的市场在很大程度上符合国家的优生政策。

尽管广告商成功地展示了母体血清筛查是基于人类怀孕的先进科学知识，适用于中国人群并且符合国家的优生政策，但它的推广还需要做更多：它必须符合当地文化并解决消费者的担忧。在中国，也许孕妇面临的最大障碍是，她们必须对胎儿保持乐观积极的态度，避免悲观的思维。在这种背景下，谈论“出生缺陷”是孕妇的一个明确禁忌。我发现谈论基因异常的孩子是非常困难和尴尬的，即使在产前检查呈阳性结果的孕妇中也是如此，更不用说要在其他孕妇中提这个问题了。她们要么用简短的回答打发我，要么无视我的问题。试剂盒提供者必须找到一种方法，将孕妇怀唐氏胎儿的风险归为“高”或“低”，他们重新配置了语言，使测试对消费者更有吸引力。2001年，将母体血清筛查引入郑州的广告将其宣传为“测试胎儿是否聪明”的一种方式。这是一项“可以预测未来婴儿智力”的医疗服务广告将产前筛查与“正常”儿童的智力联系在一起，而不是与“异常”儿童联系在一起。但这种宣传很快就从大众媒体和医院中消失了，因为根据医生的说法，这种宣传不“科学”，而且“过于夸张”，带有“太多的市场味道”。

本论已经展示了质量保证体系是如何由优生专家通过经济学和人口质量的话语建立起来的，该体系旨在招募尽可能多的孕妇，让她们积极寻求关于胎儿潜在未来的信息。在下文中，笔者将展示供应商如何利用政策和市场来说服医生提供母体血清筛查并让孕妇使用。让我们现在看看在临床际遇中医生如何向女性解释测试结果。

解释潜在性

患者通常理解医生最关心的是最大化经济利润和最小化责任。我注意到医生通常会选择模棱两可的、简单的解释与患者沟通，显然是为了限制提供错误信息的可能性，后来我访谈的医生也证实这是他们的策略。我认为他们有限解释的策略使他们与孕妇变成对抗的关系。我认为，这种紧张关系的更深层次的根源涉及中国政府的优生利益和孕妇在抚养健康子女方面的个人利益之间的冲突。

在医院工作的医生和技术人员通常不愿向妇女提供更多关于母体血清筛查和其结果意义的信息。正如一位医生所说，“言多必失”。他们对母体血清筛查及其结果的解释通常如下：

> 是否进行这个检测由你决定。但是如果以后，如果出了什么问题，不要指责我们。我们不承担任何责任。
>
> 嗯，一切都有可能。低风险女性也可能生下有缺陷的孩子。如果你想要更准确地诊断，你应该做羊膜穿刺术。
>
> 你是高风险。你需要做羊膜穿刺术来确定。

面对医生这些简单但含糊不清、有时甚至像命令一样的陈述，孕妇和她们的家人抱怨医生的“冷淡”，并呼吁进行“更温暖”的对话和更多“确定”的信息。在陪同孕妇进行产前医学检查后，我可以理解为什么她们认为医生是“冷淡”的。医生尽量减少与病人的接触和交谈，测量身高和体重，只问填写表格所需的问题，开检查和药物处方，没有进一步的建议，几乎没有眼神交流。大多数时候，他们看起来没有感情，生气，或者被激怒了。医生谈话方式是如此直截了当、不留余地，以致经常让孕妇感到不得不接受她们被告知的任何事情，并尽快离开医院。我的所有女性对话者都分享了在产前检查中被医生吓到的共同经历。一个实际的结果是，虽然产前筛查是可选的，但我的报道人都认为这是强制性的。

不仅仅是患者抱怨医患关系。我采访的一位医生详述了她的困境：

对唐氏综合征和神经管缺陷而言，母体血清筛查的结果要么是低风险，要么是高风险。孕妇及其亲属收到结果后，总会问阴性结果是好是坏。我肯定会告诉他们，即使是阴性结果也不一定意味着他们会有一个健康的孩子，这只是意味着他们有一个不正常的孩子的概率更低。然而，较低的概率并不意味着100%确定。每当我这样解释的时候，病人都会很苦恼："你说的都是废话。如果是这样，我为什么要做这样的检测?"我告诉他们，过去我们解释低风险是一个好结果。但是一个女人生了一个不正常的孩子，我们卷入了一场诉讼。所以我们现在用这种新的方式通知我们的患者。然后患者说："你们医生确实懂得逃避责任。我们白花钱了。"然而，如果我们不建议孕妇使用母体血清筛查，我们也可能面临诉讼。他们会说："你为什么不建议我做这个检测? 如果我做了这个检测，我早就打掉这个不正常的孩子了。"虽然我是医生，但我不能保证你的孩子100%健康，就像老师不能保证他的所有学生都能被名牌大学录取一样。

笔者在这个领域遇到的其他医生也面临着同样的困境和同样沮丧。他们将医生和患者之间的不信任归因于患者缺乏关于筛查意味着什么以及如何解释其结果的医学知识。对于孩子是否有唐氏综合征或神经管缺陷的问题，女性通常希望得到一个令人安心、明确的答案。但是母体血清筛查是一种筛查，并且只提供概率形式的结果(高风险或低风险)。如果患者希望医生回答时更热心，答案更明确，那么医生会建议孕妇在就诊前通过公众教育课获得产前保健的全面知识。

公众教育课有自己的议程。其主要目标是确保每个女性都加入国家建立的围产保健系统,以提高新生儿的整体质量。同样,公众教育课告诉孕妇,即使生下一个唐氏婴儿的概率是千分之一,如果他们是这千分之一,他们的概率就是100%。因此,作为一个负责任的个人,孕妇应该采取一切可能的测试来提前检测可能患病的胎儿。公众课程将母体血清筛查推广为一种可以"准确预测怀上唐氏综合征和神经管缺陷的胎儿的风险"的检测。"精确的风险"对国家来说是有意义的,而对女性来说,只有她们自己婴儿的"准确健康状况"才是最重要的。因此,我认为,国家的优生政策(其利益是提高整个人口的健康)与孕妇提高婴儿健康的个人利益之间的冲突,使医生和患者之间的关系更紧张。

与笔者交谈的医生还建议,解决与患者之间令人担忧的关系的另一个办法是,国家支付围产保健期间发生的所有费用,特别是筛查的费用。医生认为其实这种筛查性的检测可以由国家来承担费用,因为确定高风险或低风险是对国家有益的事,还可以减轻孕妇家庭的负担。这种解决方案表明,医生希望保持专业的身份,而不是政府优生政策的执行者。如上所述,无论是母体血清筛查还是患有遗传疾病的婴儿的出生,首先都是由政府机构和医疗机构从经济角度来解释的:抚养残疾儿童是家庭和社会的经济负担,母体血清筛查是防止形成这种负担的最经济的方式。在这样的背景下,笔者遇到的医生都建议从经济上解决与患者的对立关系,这并不奇怪。

虽然当笔者向所有孕妇及其家庭成员介绍医生的建议时,他们都认为听起来很合理,但他们都表示,经济原因不是他们对门诊和医生感到失望的主要原因。尤其是对于中产阶级女性来说,她们的财务状况处于平均水平或高于平均水平,钱不是一个真正的问题。她们告诉我，为了孩子，她们愿意付出一切。每个女性的主要目标是得到一个关于她的胎儿——她未来的孩子——健康的明确答案。然而，在医院，没有人认为自己被传达了这样一个令人放心的信息。

如上所述，一个女性个体不容易察觉或总是意识到国家优生政策和她对生一个健康婴儿的个人利益之间的冲突。通常她把国家的优生利益和她自己希望有一个健康的孩子作为同一个目标。因此，产前检查是筛查还是诊断对孕妇来说并不重要。她们认为医院的正式文件、医疗当局和机构支持可以向她们保证婴儿是否健康。基于这种理解，当她们被诊断为任何疾病的“低风险”人群时，她们通常会忽略诸如“它不能保证您的宝宝100%健康”之类的陈述；相反，她们把这种说法理解为“孩子很健康”。另一方面，当她们收到一份表明她们处于“高风险”的书面文件时，她们认为这是“考试不及格”，并认为这意味着“孩子不健康”。

混杂的期望给医生们制造了一个困境。虽然筛查检测是一种客观的形式，但是它无法准确地告知任何一名孕妇她自己婴儿的健康状况。但是，对于医生来说，提供更多关于概率的信息，或者解释国家的优生关注和患者个人关注之间的冲突，不仅在实际门诊中是不可能的，而且被认为是“危险的”，因为这意味着冒着患者提起诉讼或因公开“批评”国家优生政策而带来麻烦的风险。

对于女性来说，健康的婴儿作为家庭的唯一希望意味着一切，而在国家政治中，良好的生育只是健康人口增加的另外一个数字。在过去的30年里，一种关于中国人口潜在性的政治已经通过一种经济学的话语表达出来。自1978年中国政府首次启动旨在发展市场的经济改革以来，经济话语已经取代了意识形态、政治或阶级斗争的话语，并开始主导中国人民的日常生活。“经济”已经成为最受欢迎的镜头，通过它可以看到各种各样的社会复杂性。“经济发展”已经成为解决社会问题的根本。在这种背景下，每当孕妇和医生之间发生冲突时，双方都倾向于将责任归咎于中国不发达的经济条件，这并不奇怪。他们愿意以非常简单的方式重复经济学的故事，并渴望通过创造更多的经济财富来解决各种复杂的社会问题。更重要的是，他们反复用量化的现在来预测未来，并使自己受制于质量保证体系（如优生）。这种体系要求人们从利润和损失的角度来考虑世界上包括生殖、家庭生活在内的方方面面，并通过数字来计算一切。孕妇发现自己从怀孕开始就陷入了一个充满“可能性”和“百分比”的世界，这一切都表明了怀上一个“有缺陷”的胎儿的可能性。具有讽刺意味的是，尽管有各种精确的统计数字，但现代世界变得越来越模糊不确定。对怀上不正常婴儿的潜在可能性的挥之不去的恐惧导致一些孕妇选择进行所有可能的产前检查，但以百分比形式出现的检查结果将她们推向了因焦虑而崩溃的边缘。焦虑再次让她们寻找进一步的保证做另外的检测。

从这个旨在对胎儿进行预测的保证体系中，一个不确定的自我开始显现。对生活在城市中的年轻母亲而言，尽管她们目前的工作岗位令人满意，生活条件舒适，但据笔者观察她们对未来从未感到真正的安全。她们担心她们的孩子将来会面临竞争，害怕被贴上“低质量”生活的标签，害怕从“高质量”人群淘汰，这导致她们在怀孕期间进行优生的实践。正如其中一位新妈妈所说：“我们中国人为下一代而活”。的确，下一代具身化了等待出现的巨大力量以及各种各样的实践，旨在将潜在性转化为现实。

参考文献

Agamben, Giorgio. *Homo Sacer: Sovereign Power and Bare Life*. D. Heller-Roazen, trans. Stanford, CA: Stanford University Press, 1998.

Chen, Yingyao, Xu Qian, Jun Li, Jie Zhang, Annie Chu, and Stuart O. Schweit-zer. "Cost-Effectiveness Analysis of Prenatal Diagnosis Intervention for Down's Syndrome in China," In *International Journal of Technology Assessment in Health Care* 21(1): 138 - 145, 2007.

Duden, Barbara. *Disembodying Women: Perspectives on Pregnancy and the Unborn*. L. Hoinacki, trans. Cambridge, MA: Harvard University Press, 1993.

Farquhar, Judith, and Qicheng Zhang. "Bio-political Beijing: Pleasure, Sovereignty, and Self-Cultivation in China's Capital," In *Cultural Anthropology* 20(3): 303 - 327, 2005.

Fong, Vanessa. *Only Hope: Coming of Age under China's One-Child Policy*. Stanford, CA: Stanford University Press, 2004.

Gammeltoft, Tine M. "Sonography and Sociality: Obstetrical Ultrasound Scanning in Urban Vietnam," In *Medical Anthropology Quarterly* 21(2): 133 - 153, 2007;

——"Potentiality and Human Temporality: Haunting Futures in Vietnamese Pregnancy Care," In *Current Anthropology* 54(suppl. 7): S159 - S171, 2013.

Giddens, Anthony. *The Consequences of Modernity*. Stanford, CA: Stanford University Press, 1990.

Greenhalgh, Susan, and Edwin A. Winckler. *Governing China's Population: From Leninist to Neoliberal Biopolitics*. Stanford, CA: Stanford University Press, 2005.

Hoffman, Lisa. *Patriotic Professionalism in Urban China*. Philadelphia: Temple University Press, 2010.

Kipnis, Andrew. "Suzhi: a Keyword Approach," In *China Quarterly* 186: 295 - 313, 2006;

—— "Neoliberalism Reified: Suzhi Discourse and Tropes of Neoliberalism in the People's Republic of China," In *Journal of the Royal Anthropological Institute*, n.s., 13: 383 - 400, 2007.

Luhmann, Niklas. *Risk: A Sociological Theory*. Berlin: de Gruyter,

1993.

Rapp, Rayna. *Testing Women, Testing the Fetus: The Social Impact of Amniocentesis in America*. New York: Routledge, 1999.

Rose, Nikolas. *The Politics of Life Itself: Biomedicine, Power and Subjectivity in the Twenty-First Century*. Princeton, NJ: Princeton University Press, 2007.

Svendsen, Mette N. "Articulating Potentiality: Notes on the Delineation of the Blank Figure in Human Embryonic Stem Cell Research," In *Cultural Anthropology* 26(3): 414-437, 2011.

Taylor, Janelle S. *The Public Life of the Fetal Sonogram: Technology, Consumption, and the Politics of Reproduction*. New Brunswick, NJ: Rutgers University Press, 2008.

Thompson, Charis. *Making Parents: the Ontological Choreography of Reproductive Technologies*. Cambridge, MA: MIT Press, 2005.

Zaloom, Caitlin. "The Productive Life of Risk," In *Cultural Anthropology* 19(3): 365-391, 2004.

第三部分

第十论　当代人类学视角中的性别医学

性别医学的产生和影响

1985年，美国国家卫生局(NIH)首次发布了专门针对女性的健康报告。1991年“女性问题”第一次在医疗领域中被正式提出，《新英格兰医学杂志》第一次发表了美国国家卫生局主任伯纳丁·希利(Bernadine Healy)有关杨朵综合征(Yentl syndrome)的研究。美国国家卫生局1993年的相关指导原则中就明确规定，确保“女性和少数族裔成员以及其亚人群应该包含在所有的以人体为对象的研究中；对于临床试验第三期，确保包含女性和少数族裔成员及其亚人群，才能够对干预的有效性进行分析；不允许将成本作为排除上述团体的理由”。从此，NIH成为世界上第一个将性别角度引入了其资金支持政策中的医学研究组织，要求所有的研究必须有女性受试者加入，并且要求有关性别差异的数据必须予以报告。从此，我们看到了在医学领域中有关性别差异报道的增加，其中包含对女性风险和收益的评估。

20世纪90年代中后期，社会性别以及性别角色逐渐成为社会科学领域内分析与女性相关的社会、机构和结构性的不平等的重要变量，大家对性别不平等的认知逐渐加强，并意识到如果不彻底改变医疗服务体系的结构性因素，全方位正视并阐述有关性别不平等的问题，所有的改革都只是徒劳无益。性别视角在联合国和国际卫生组织中成为主流，并迅速波及全世界很多国家政府、非政府组织以及社会机构。2000年,WHO首次给予社会性别以定义“特定的社会中为男性女性指定的,社会建构出的适合的角色、行为、行动和其他特征”,而且明确指出社会性别区别于生物性别。性别角度逐渐被世界很多国家和地区接受,成为制定卫生政策的指导原则之一。2002年,基于男女生物性的不同,性别医学这一新的健康医疗的研究路径在纽约哥伦比亚大学正式建制;与此同时,欧洲有关社会性别的性别主流化(Gender Mainstreaming)行动策略的产生,要求将性别的角度纳入所有相关政策制定、组织、执行和评估的各个阶段。很多国家的医学院接受性别医学,直接把它融入医学生的课程培养方案,比如德国柏林查理特医科大学设立了性别医学中心(Charite Institute Gender In Medicine),并将性别医学作为医学院学生的常规课程。医学界逐渐达成共识,性别研究是医学生培养的必不可少的环节,一定要把研究中获取的可信而有效的信息和结果,通过制度化的培训教授给新生代的临床医学生。只有这样,才能确保未来的发展和知识创新能够真正地为所有男性女性提供更好的医疗服务。

性别医学的出现是医学知识体系发展的重要环节,它的提出从根本上挑战了长久以来生物医学中将“白人男性”身体作为统一模板,进行医学研究和临床实践的传统。它的出现也是长期以来性别研究理论深入医学领域的必然结果。性别医学标志着生物医学从根本上承认身体多样化和差异性。医学人类学者对西方普世的“身体观”的批判由来已久,性别视角和相关理论的引入也拓宽了医学人类学的研究视野并丰富了医学人类学的理论框架,两者相辅相成,互相交融。性别视角的引入对医学知识和实践有着哪些贡献和启示?我们如何理解医学领域中的性别差异?我们又当如何批判性地看待性别医学这一崭新医学分支的发展?本论试从医学人类学的角度出发，对于性别理论在医学领域的应用进行解读和梳理。

差异的认知：生物性别与社会性别

性别医学主要的研究对象是性别，包括生物性别和社会性别与健康之间的复杂关系，力求在相关科研和临床实践上能够充分地认知、理解并讨论女性以及男性的健康问题。生物性别(sex)指的是男女之间的生理性区别；社会性别(gender)在社会科学领域中用于描述基于生理性别的不同而产生的一系列社会角色的期待以及制度的不平等。很多情况下，生物性别被认为是不变且普世的；而社会性别则是社会的、情景化的，并基于不同的文化而变化的。当提及生物性别时，人们通常谈论的是男女不同的生殖系统、生殖功能、不同的性激素、X 和 Y 染色体等身体的生物性；而当人们谈及社会性别的时候，通常会指个体的行为、生活方式。这种社会科学领域内流行的对于生物和社会文化的两元认知的实质是为了理解现实生活中存在的"不同"。如何看待这些不同，如何理解不同和不平等的关系，不同是否就构成了不平等存在的合法化基础，等等。但是，在现实生活中，生物性别与社会性别两者之间的界限并不分明，两者之间存在着持续的相互作用。同时社会性别也不是一成不变的，会随着时间、地点、文化的变化而变化。随着认识的加深，这种两元视角的局限性也日益明显。即使在医疗领域内，社会性别和生物性别的区别也并不是截然分离的。医学人类学强调社会性别和生物性别的相互依赖性。一方面，个体的生物性别会通过其特定的行为方式而影响其健康，比如一些人认为睾酮会导致攻击性行为的行为模式，这种行为模式直接导致其更愿意选择风险，而无视个人健康，从而拒绝接受外界的专业的帮助。相反，女性的就医行为则会有不同。威廉姆斯（Williams 2000）对患有哮喘或糖尿病的在校女中学生进行研究时发现，相对于男生，她们会更愿意主动公开自己的病情，并在公共场合实施治疗方案，即使用吸入剂和注射胰岛素；而男生则选择淡化自己的病情，并拒绝公开实施治疗措施，甚至采用有害于健康的其他替代方式，比如做额外的运动来降低血糖水平等。另一方面，基于社会性别的不同而产生的不同行为模式也会改变一个人的生物性，从而影响到健康的状况。比如，长时间暴露于紧张的状态、污染的环境和营养不良等生活方式也会导致个体基因层面上的改变。而这种改变在不同生物性别的个体也存在着差异，因为DNA的修复机制受制于性激素的影响。因此这种社会性别和生物性别的两分法在实践中不是截然分开、泾渭分明的。医学人类学的诸多研究都指出，我们更应当致力于超越这种两分法，同时关注生物性别和社会性别，以及它们对男性和女性在现实生活中的影响，从而真正改善医疗服务和提高健康水平。

性别视角对医学知识生产的再认识

生物医学体系的基础是西方启蒙运动对“科学”的赋权。科学的力量来源于其通过一整套方法论和认知论生产出一系列客观的普世的知识，超越任何文化界限，指导所有的人认识世界和各种不同的生物、非生物的存在。政治、社会、文化等诸多因素，在这样的认知体系中被当作杂物、杂声在实验室中被过滤掉了，人们逐渐习以为常地认为科学知识是一种价值无涉的体系，科学知识的产生不受地域、人种、阶级和性别的变化而变化。社会的不平等不影响科学知识的内容和通过科学实验证明的真理。性别不平等是属于社会科学、人文研究的领域，科学家、科学研究于此完全不搭界。但女权主义学者的努力一次次证实了这些我们习以为常的“客观现实”和不平等的社会关系绝对影响着科学知识的生产和再生产，科学并非价值中立。

我们不妨首先从历史的纬度切入，看看18世纪的自然分类学，这也是所有医学生都必修的生物学常识。卡尔·林奈，现代生物分类学之父，奠定了现代生物学命名法的基础。他的二名法是至今生物学界普遍采用的命名法。他对自然界动物的分类更是生物学基础知识。他认为动物分为软体动物、昆虫、鱼类、两栖动物、鸟类和哺乳动物。这种分类和命名，林奈基本沿袭了亚里士多德的分类法，但是他的创新在于，将后者笔下的四足动物，改为了哺乳动物。和其他几类动物不同的是，哺乳动物是唯一以雌性动物乳房的功能来命名的类别。为什么？是因为这个名称更加科学吗？更加普世吗？还是因为林奈本人尊重女性？斯坦福大学科学史教授隆莲·希宾格(Londa Schiebinger 1993)所著《大自然的身体：现代科学创造中的性别》(*Nature's Body*)一书在大量史料的基础之上为我们提供了性别理论视角的洞见。林奈要解决的问题是如何将人放置在自然的体系内，换而言之，人在自然界的位置是什么，和其他生物如何关联。西方历史上，女性一致被认为更加接近自然，而哺乳被林奈视为人和动物的连接点，也就是说女性更加接近于动物。那么人是如何区别于动物的呢？林奈用了另一个词语，即Homo Sapiens，智人，是男性的理性特征标志了人和动物的分离。林奈生活在18世纪的欧洲，有很多亟待解决的社会问题，其中之一便是婴幼儿的高死亡率。林奈认为导致婴幼儿死亡的直接原因和当时流行乳母相关。当时欧洲很多城市的中产阶级以及上流社会的女性都普遍把自己的新生儿交给乳母喂养，而大多数乳母来自乡下贫困的农民家庭。这种社会现象和当时流行的完美的乳房标准相关。当时认为,完美的乳房应该是圆润的,不是用于哺乳的。作为医生的林奈是母乳喂养的积极倡导者。而当时的性别政治中,欧洲各国政界面临的问题是女性的社会位置到底在哪里。法国大革命的时候女性被用作自由的代表,而此时女性在公共领域中逐渐变为一个忠于职守的母亲,尽管经过大革命时期社会结构和制度的巨大变化,女性的合法地位最终被定于非公共领域的家庭中。这个例子展示了科学知识并不是价值无涉的,而是产生于复杂的文化情景之下。正如希宾格所说,"历史实践能够很明确地显示性别是如何无声地组织着科学理论和实践的。性别能够确定优先的事项并决定研究结果"。

社会规范中对性别的理解和规制对生物学、生物医学知识生产的复杂关系不仅仅从历史的角度可以清晰可见,从语言文化的角度分析,也颇具醍醐灌顶的功效。1991 年,美国医学人类学家埃米莉·马丁在女权主义杂志上发表了题为"精子和卵子"的文章。她在医学院长期实地调查,搜集了美国各个知名大学所使用的医学教科书,观察、记录医学院课堂讲课实况,并采访了医学院教授、临床医生、医学科研人员、医学院学生,发现大家对性别的文化理解和对性别角色的刻板印象都直接反映在医学院的经典教科书中。这些理解和印象被视为"真理""规律"和"事实"传授给学生,并在医学从业者中被认为是与文化无涉的客观现实。比如我们经常说的生殖过程,就是精子遇到卵子,形成受精卵。而在这个叙事中,教科书中都会使用精子穿透卵子这样的表述方式,"穿透"英语为"penetrate",马丁指出这是一种沉睡着的隐喻。这种隐喻直接形塑了人们对生殖过程中精子卵子角色的认知:精子是主动的、活跃的、充满能量的,而卵子是被动的、毫无选择性的,等待精子的穿透。这种男性主动、女性被动的意识正反映了社会上流行的对性别角色的刻板印象。科学知识体系离不开语言系统的表达，只要有语言，这样的隐喻就无处不在。它们之所以是沉睡的，是因为如果我们没有性别分析的视角，就很难看出其文化性，而把它们所表达的现象当作是客观事实。

由上可见，性别视角有效验证了生物医学的文化性是不争的事实。因此，在科学领域中引入性别角度是重要的，因为这种视角让我们时刻警醒。一些我们习以为常的生物医学知识是嵌入特定的社会文化政治情境中的，它们同样需要文化的视角。进而我们可以推定现代医学模式也一定要向生物—心理—社会—文化统一的模式发展。

性别视角对于医学实践的重要性

性别视角让我们对既有的生物学知识的产生过程及其社会文化属性有了清晰的再认识，在医学界也逐渐被多数医生、学者所认同，人们认识到长期以来缺乏社会性别视角的医学是不完整的。它直接影响到临床实践。长期以来，现代生物医学体系默认一个放之四海皆准的普世的“身体”观，是以白人男性为中心、为标准而发展起来的。而和女性相关的部分仅仅局限于生殖医学，临床上也是妇科、产科为主。这种发展，导致我们忽略女性身体并把女性健康简化为生殖健康。而如上所示，即使是生殖科学的发展中，也隐藏着相当多的社会性别规范，这些严重阻碍了我们对相关现象的观察、知识的更新以及医疗资源的分配。

事实上，不同社会性别的个体在生理、行为上存在的诸多不同，可以说性别的差异存在于人体的每一个细胞中。每一个细胞中不同的性染色体的存在都会产生不同的结果，从细胞系中对基因表达的调节，到药物在人体内的功效和毒性等，都会有不同的影响。这些不同进而直接影响到许多疾病的临床表现、流行病学特征、病理学分析结果以及治疗方法的选择。医疗领域中这些基于生物性的性别差异其实并非新的发现，但是当代医疗体系的设置却让我们很多情况下对这些性别差异熟视无睹，进而阻碍了针对这些不同采取更具有针对性和有效性的医疗保健措施。而现实中的诸多原因，将女性群体单独作为临床试验的情况还是凤毛麟角。因为普遍认为，这种做法存在一个成本与收益的问题。将女性作为临床试验的对象，意味着我们要考虑更多的生物因素，比如荷尔蒙周期，而且这种周期还有可能因为避孕药的使用而变化。因此异质性强这一特点使得女性在很多医学研究和临床测试中，从理想的测试样本中被排除出局。本来这种排除异质性样本是出于节约成本的考虑，但是在实践中，出现了一些药物对女性健康的伤害，对男性安全的药品对女性却产生了很多副作用，甚至危及其健康甚至是胎儿的健康，最终被召回，导致大量资源的浪费，完全有违初衷。

20 世纪 90 年代，当社会性别的视角引入医学领域后，性别意识的提高也让我们对很多疾病的理解有所加深。比如，历史上，医学界对于冠状动脉粥样硬化性心脏病（简称“冠心病”）的理解主要是男性疾病，很多防止措施成功地挽救了很多男性患者的生命。但是女性的患病风险却一直被忽视。在很多女权主义学者、医生的呼吁下，女性冠心病的研究日益增加。大家逐渐意识到，女性相对于男性心脏病患者来讲，有很大的不同。女性在临床上的表现和男性不同，女性的表述通常比较委婉，而且经常是“喘不过气、胸闷”，而不是“剧烈的疼痛”。正是因为这样的表述，很多临床医生否定了心脏病的可能性，从而错过抢救的最佳时机。不仅如此，有研究指出医患的沟通更趋向一种男性气质的商业文化，主要聚焦在直接的因果关系和解决问题的方案。而女性气质的沟通方式，则是要把具体的症状放置于具体的社会情境中去。所以很多男性医生非常容易将冠心病的女性患者漏诊。这样的临床实践后果就是在男性心脏病人死亡率逐渐减少的情况下，女性心脏病的死亡率却逐年上升。在 1983 年的一部电影《杨朵》(Yentle)的影响下，“男性”或“女性”疾病的形象因性别错过疾病诊治的现象被称为“杨朵综合征”。这就意味着在某些时候，为了得到同样的医疗照顾，女性必须伪装成男性就医。相似的因为缺乏对性别差异的理解而导致危害女性的案例还有对降低胆固醇药物(Statines)和阿司匹林预防性治疗药物方案的推广。为了降低冠心病的发病率，美国心脏协会推荐对高风险成年人进行阿司匹林预防性治疗，但是研究阶段只有 20%的受试者是女性。结果当这种预防性治疗方案被普遍采纳之后，人们发现阿司匹林只能降低男性的心肌梗死的风险，该方案仅仅适用男性，实际上对女性有害，因为使用阿司匹林会增加女性出血事件发生的风险。但因为缺乏性别差异的研究，这项预防方案被医学界广泛推荐。

缺乏社会性别视角同样使人们忽视了某些疾病(如骨质疏松症和抑郁症)对男性的影响。20 世纪 80 年代和 90 年代，女性的更年期被高度医疗化，而骨质疏松症被认为是更年期综合征的症状之一。更年期医疗化是在世界大型医药公司大量销售激素的背景下产生的。当时认为，女性绝经会引起包括冠心病和骨质疏松在内的一些疾病，激素替代疗法是预防这些疾病的最佳方案。而 20 年后女性健康倡议(Women Health Initiative, WHI)研究结果却表明这种激素替代疗法有致癌的风险。同时，事实上科学研究领域就骨质疏松的真正病理生理学原理也并未达成共识。但是，由于社会性别的偏见，时至今日，很多人仍然错误地认为骨质疏松是一种女性特有的疾病，而忽视了男性骨质疏松症的研究。这种做法的隐藏文化预设是男性没有更年期。这种理解仅仅在20世纪80年代后期才开始受到挑战，此后，对男性骨质疏松症的研究才正式开始。

近些年来，由于性别差异角度的引入，人们开始注意性别因素的影响。比如：诸多临床证据指向不同性别对于癌症的发病率、侵袭性和预后都有影响，但是由于长期对性别差异的忽视，这种重要变量的缺失，直接导致了无可估量的损失。因此很多医学界学者提出非常有必要对每种类型肿瘤的所有已知数据根据性别进行系统化编码，从而辨别这个重要变量对预后、治疗方案的选择和用药毒性评估的重要影响。临床数据还表明，女性和男性在自身免疫疾病、遗传性血色素沉着症、非酒精性脂肪性肝炎和慢性丙型肝炎等疾病的流行病学特征和疾病进展方面表现出一定的差异。

20世纪80年代，在人文领域中，历史学家、哲学家、社会学家和人类学家开始对科学的中立性进行反思和重新认知。在这一历史时期，美国提出了性别医学的研究路径，将各种疾病的风险和性别因素相关联。这也是在人文科学的影响下，医学学科自己的重大发展。如果没有人文科学提供的性别意识，根本无法想象，占人口一半的女性在日常医疗系统中居然没有得到足够的照料，甚至反而受到伤害。也只有性别意识的唤醒，大家开始对现代生物医学体系赖以生存的“白人年轻成年男性身体”的文化预设开始反省。

随着历史的推移，对于差异的理解，即使是性别理论本身也有很大发展。源于1970年的妇女健康运动所寻求的是贯穿全球的所有基于共同身份所产生的一种跨地域、跨种族、跨文化的共性。该运动侧重女性的共同生命健康体验，希望产生一种姐妹的连接。这和女权主义第一阶段的诉求交相辉映。而20世纪90年代女权主义者开始重视女性共同体内部的差异性，比如黑人女性相对于白人女性来讲，患有高血压、中风、急性心脏病的风险更大。不仅如此，尽管黑人女性中乳腺癌的发病率比较低，但是病死率却明显高于白人女性。西班牙裔女性相对于非西班牙裔女性患宫颈癌的风险要高两倍之多，非西班牙裔白人女性却更容易患有骨质疏松，而骨质疏松在美国被当作一种白人疾病对待，因此，非常缺乏其他族裔女性的相关资料。也正是在这些差异面前，女权主义学者开始反思以往将女性作为一个身份单位所带来的种种弊端，这样的路径遮蔽了人们对人类的多样化的认知。不仅仅如此，大家还逐渐意识到，种族、族群、阶层等其他社会科学理论中经常使用的变量是相互交叉影响的，比如一个亚裔女性的大学教授和一位亚裔女性的家庭妇女的健康状况是不一样的。从诸多案例可以看出，性别视角对我们未来针对不同人群提供更有针对性的医疗服务是不可或缺的。传统的"一刀切"的做法必将被针对性更强的医学知识所取代。社会性别视角的引入是第一步。在医务人员中提高性别意识、增强性别敏感力在很多国家已经被列为医学培养体系的重要目标之一。

综上所述，女性视角的加入，使得人们开始关注基于性别而产生的不同与差异，并在这个过程中又逐渐意识到，种族、族裔、阶层这些因素与性别的交叉作用而导致的更多身体上的不同。身体再也不是一个脱离本土文化而放之四海皆准的概念，这从根本上动摇了生物医学的普世基础。在对身体多元化意识的指导下，很多学者开始致力于针对性更强的个体化医疗的研究，分析更多不同的导致疾病的原因，并且将社会文化和政治因素综合考虑来解决全球面对的健康问题。

性别理论的应用

女权主义理论的意义绝对不是像有些人想象的，只局限于“批判”。医学人类学家莎拉·理查德森（Sarah Richardson）就记录了当性别批判成为科学实践后，这种批判对于基因理论中生物性别决定论模式在20世纪90年代后期转型的贡献。80年代，基因学家普遍认为人的生物性别是由单个“主基因”（master gene）模型决定的，也即一个单基因控制了整个生殖系统器官的发育。不仅如此，他们将Y染色体视为一个触发点来解释两性的形成。在这样的解释模式中，男性决定“性别”，女性是处于一种默认状态。这种性别决定的生物学理论模式在90年代受到了女权运动的猛烈抨击，科学界开始废黜这种“主基因”决定性别说，而换之为睾丸和卵巢互动说。因此现在生物学界普遍意识到产生性别差异的原因是一个高度复杂和互动的过程。从单一的“主基因”模式到互动模式的转变，性别批判理论无疑为科学项目的实施和科学知识的产生提供了不可或缺的理论工具。

如何将源于性别研究领域中的性别分析和批判理论转化为可以应用于其他科学技术领域内的研究方法？围绕着这一问题，2009年希宾格率先发起合作研究项目，在科学、医学和工程领域中推行性别创新（gendered innovation）。该项目获得美国和欧盟的联合资助，研究者开展一系列工作坊，共同探索在科学技术医学领域中如何将性别分析作为一种实用的工具提供给科学家、技术人员和医生。这是一个多国合作项目，其成员包括来自美国和欧盟的不同领域的专家和性别研究学者。2013年7月，该项目向欧洲会展示其成果，并发表题为“性别创新：性别分析如何贡献于研究”的文章。该文给出了21个应用性别分析分布于基础科学、信息科学、交通、设计、环境、健康和医学等诸多领域的案例，并运用这些性别分析的案例详细阐述了性别分析的方法和步骤如何应用于研究的设计、实施和检验等阶段，为性别理论在重要科学技术领域中的应用提供了坚实的基础。

在性别视角的指引下，医学健康领域内的性别实践也如火如荼地进行着，并迅速机构化和制度化。性别角度引入医学领域启动了医生职业群体的重新建构，女性健康中心作为当下诸多医学院组成的重要部分得以确立。医学界开始致力于弥补女性健康中生殖医学和其他各个专科之间的空隙，比如20世纪90年代，妇科泌尿学作为新兴的专科弥补了以往妇科和泌尿科之间的断档。而女性健康中心的成立，也进一步为女性寻医问药提供了方便，她们再也不需要同时看两个科（即普内科和妇科）的医生来进行日常的健康检查和咨询。不过，这些性别角度的原则在实践中的应用和执行，还是不尽如人意。很多国家在医学研究领域的预算投入上并没体现出对女性问题的重视。在临床实践研究中继续维持有关性别的偏见。临床试验中，对女性的排斥除了因为女性特殊的荷尔蒙周期被视为不稳定的因素之外，还存在因为担心一旦出现副作用，女性的身体直接会影响到生育和儿童。但是这种长期对女性排斥的代价也是沉重的。首先，针对同一种药物，一些女性会显示出非常不同的药效。其次，女性身体发生不良反应的频率较高（通常有1.5—1.7倍），这些副作用有时会产生严重的后果。严重的不良反应事件阻碍了将女性作为临床试验对象的发展。比如，让大家心有余悸的20世纪五六十年代的沙利度胺（Thalidomide）和己烯雌酚（Hiethylstilbestrol）事件成为阻止女性参与临床试验的原因之一。最初医学界认为沙利度胺用于预防恶心和减轻孕妇的孕吐是安全的，它甚至一度在1960年左右成为德国的一种非处方药。然而，在药物销售后不久的德国，5 000至7 000名婴儿出生时患有海豹肢畸形(phocomelia)。这些孩子中只有40%存活下来。统计数据显示，50%有畸形儿童的母亲在怀孕的头三个月服用了沙利度胺。据报道，在整个欧洲、澳大利亚和美国，有10 000例这样的患儿，其中只有50%幸存下来。同样，一种抗流产的药物己烯雌酚投放市场后，人们发现其具有致癌性，尤其是对儿童。在医学领域中，将女性作为受试者这样的议题，往往因这些历史事件而在实行过程中受到诸多阻力。因此针对女性的临床试验，必须有对不良事件的特殊处理这项措施。这些措施被认为是卫生系统要支付的一项成本，单纯从经济学角度来看，女性的加入会使成本增加。但是这不应该成为排斥女性、女性健康和研制针对特殊群体的药物的合法理由。

小　结

综上所述，性别视角的缺乏，使得医学研究领域内长期以来都是以白人男性的身体作为普适的统一的存在。因而导致了相关知识的片面性甚至缺失，并在临床实践中导致无法弥补的损失。女性健康问题长期仅仅局限在生殖健康领域，而忽视了很多男性和女性不同的地方。20世纪80年代在女权主义的推动下，人们的性别意识有了广泛的提高，性别医学也悄然兴起，不仅将女权主义理论引入了医疗领域，还充分论证了生物、医学知识的文化性、社会性和政治性。更为可贵的是，很多女权主义科学研究者，医学实践者都积极参与到这种文化批判中，扩大女性在科技领域的从业人数，改变对女性不友好甚至歧视的机构设置和工作环境，同时开始积极地尝试将性别理论引入到医学知识的创新过程中，采用新的研究方法，并取得了显著的成绩。欧洲和北美诸多国家的卫生管理部门在 20 世纪 90 年代后期和 21 世纪初，先后颁布指南，将性别差异问题列为生物医学领域的主流研究。这标志着“男性范式”一刀切时代的结束，性别和性别概念已经成为主流研究的必不可少的部分，是健康的决定因素之一。性别医学的发展，极大补充了以前生物医学知识的不足，不仅改善了女性健康，还对男性健康的相关问题的认识有了极大的提高和发展。性别医学有着广阔的发展前景，但是也面临诸多挑战。相对于欧美发达国家来讲，中国医疗卫生科研的资金投入不足，基础卫生服务的缺口大，严重的城乡两极分化，医疗资源高度集中，受这些国情所限，我们的视野仍然局限在女性生殖健康、母婴健康这些问题上。不过可以预期，在卫生全球化和诸多国际健康研究合作的背景下，中国性别医学的提出和发展也将是必然的趋势，因为性别医学不是简单的女性健康问题，而是从根本上动摇了原有的医学知识体系和结构，它涉及的是技术创新和知识再生产问题。

人类学对生物多样性和文化多元的理解直接贡献于性别医学的兴起。性别医学的机构化对提高女性健康和疾病的关注起到了举足轻重的作用。但是作为人类学者，我们也应当清楚地意识到无论性别医学的初衷如何，它所主张的对“差异”的绝对本质主义的理解是值得商榷的。因为这种切入问题的方法将“差异”作为一个有着不变本质核心的存在来对待，在某种程度上会导致对“差异”的夸大和误解。历史上所谓“种族医学”（racial medicine）的提出也是基于这种所谓的人种生物性的不同，因为二战纳粹的历史，大众对科学界的种族主义十分警觉，这也是当代人类学中探讨的重要命题之一。与之相对，在科学技术领域中，性别意识的缺乏尤显突出。笔者赞同在特定的历史社会和文化的情景下，性别医学的发展有助于我们对医学知识的丰富和完善，它让我们意识到那些以往潜在的男性中心主义下产生的知识盲点和相关文化预设。然而，性别理论在90年代之后的发展，尤其是第三世界女权主义的崛起，使我们认识到两性的绝对区分是远远不够的。性别、阶级、种族、族群的相互交叉，极大地挑战了以往对女性的狭义理解，不仅如此，生物学家的研究也在一次次地证明人类本身性别二元分类的局限性。因此，如何批判地看待在全球范围内日新月异发展的性别医学，如何使其在良性的正常轨道发展都是必须直面的挑战。

参考文献

Berger, JS, MC Roncaglioni, F. Avanzini, I. Pangrazzi, and G. Tognoni. "Brown DL: Aspirin for the Primary Prevention of Cardiovascular Events in Women and Men," In *A Sex-Specific Meta-Analysis of Randomized Controlled Trials*. JAMA: 295(3): 306 - 313, 2006.

Fausto-Sterling, Anne. "Sexing the Body: Gender Politics and the Construction of Sexuality," In *Basic Books*, 2000.

Geusens, P., and Dinant G. "Integrating a Gender Dimension into Osteoporosis and Fracture Risk Research," In *Gender Medicine* 4 (Supplement B): 147 - 161, 2007.

Healy, B. "The Yentl Syndrome," In *The New England Journal of Medicine* 325(4): 274 - 276, 1991.

Klingge, I. "Sex and Gender in Biomedicine: Promises for Women and Men: How Incorporation of Sex and Gender in Research will Led to a Better Health Care," In Klinge and Claudia Wiesemann eds. *Sex and Gender in Biomedicine: Theories, Methodologies, and Results Ineke*, 15 - 32, 2010.

Martin, E. "The Egg and the Sperm: How Science has Constructed a Romance Based in Stereotypical Male-Female Roles," In *Signs: Journal of*

Women in Culture and Society 16: 485 - 501, 1991.

Richardson, S. "When Gender Criticism Becomes Standard Scientific Practice: The Case of Sex Determination Genetics," In Londa Schiebinger ed., *Gender Innovations in Science and Engineering*. Stanford: Stanford University Press, 2008.

Schiebinger, L. *Nature's Body: Gender in the Making of Modern Science*. Boston: Beacon, 1993;

—— *Has Feminism Changed Science?* Cambridge & London: Harvard University Press, 1999.

Williams, C. "Dong Health, Doing Gender: Teenagers, Diabetes and Asthma," In *Social Science and Medicine* 50(3): 387 - 396, 2000.

第十一论 记忆、识别与照料政治：失智老人民族志田野研究的启示

医学人类学所关注的与记忆相关的疾病中，以老年失智症为近期的重点和中心。判定老年失智的最重要的一项指标就是记忆力减退。记忆，与“个人身份识别”以及“照料”等诸多人类学重要概念，都有着紧密的联系。当个体由于自然衰老的原因失去记忆力而无法辨别对方与自己的关系时，其社会性就受到了严重的威胁。以往因亲属制度、社会交往等形成的稳定的社会关系，亦会因此而动摇、瓦解，甚至消失，从而形成所谓的社会死亡。而失智老人如何作为主体与他人进行社会互动，形成新形式的社会关系，而不是作为单纯的被管理、被照料的客体存在，这是医学人类学切入记忆的出发点。记忆失调给我们提供了另一个视角来阐述与生命政治等相关的命题。正是基于这一点，劳伦斯·寇恩(Lawrence Cohen)提出对失智症老人的研究，不应当仅仅停留在提高对失智老人照料及解决相应的医疗社会福利问题等应用的层面上。他主张将老年失智症作为人类学对人类认知、亲属制度、生命、衰老等研究主题的中心。

记忆的医疗化与诊所民族志

记忆概念本身就有很长的历史。它通常作为一种联结身体、灵魂、思想的特性而存在。在启蒙运动时期，记忆被认为是心智的一种体现，而记忆失调则是对完整的人的存在的巨大挑战。失智症，其英

文 Dementia 一字来自拉丁语“de”(意指“远离”),以及“mens”(意指“心智”)。“远离心智”即构成了 Dementia 的字面意思。目前,“失智症”的流行定义是指一种因脑部伤害或疾病所导致的渐进性认知功能退化,且此退化的幅度远高于正常老化的进展,并特别会影响到记忆、注意力、语言、解题能力等。失智症患者中以老年失智症最为常见,发病人群以 65 岁以上的老年人为主。1940 年,老年失智症在生物医学体系内取代了正常的衰老概念,成为病理学护理学的研究对象。由于记忆被认为是大脑的重要功能,因此对记忆的研究在认知科学和脑神经科学中也蓬勃展开。

对记忆的医疗化与现代生物医学中对记忆的研究相行并进。医疗化不仅仅是一种社会控制手段,同时也通过一系列的医疗诊断技术手段对个体的主体性进行建构和解构。医学人类学家通常会运用民族志的田野方法,在医院中搜集数据,以此来探讨老年失智症是如何被识别、被转变成为“患者”这一过程的。例如,伊本·哥斯堡(Iben M. Gjødsbøl)和梅特·斯文森(Mette N. Svendsen)在对丹麦记忆诊所的研究中就生动地再现了老年人是如何在诊所中通过记忆检测工具被诊断为老年失智症的文化实践。医疗中的老年失智症的识别极大地影响了社会和护理体系中对人的理解。对记忆的医疗化,使得老人失智症成为医疗的客体;而这种诊断不单是一种语义学上的分类和标识的过程。伊恩·哈金(Ian Hacking)认为,在医学诊断中存在着一种“回路效应”:当人们一旦被诊断为老年失智症,这个标签和分类就取代了原来的主体,并为该诊断客体设定了某种既定的生存空间,同时排斥了其他存在的可能性;该个体的所有行为举止都被用来证明这个诊断,因此引起一系列多米诺骨牌效应式的转变,以致在生活的各个方面,个体都变成了患者。而诊所民族志所关注的是临床医生如何将一个人诊断归类为“老年失智症”，以及个体又是如何在这个诊断过程中进行互动、强化或者挑战了该特定文化符号。同时诊所民族志也探讨医生在什么样的程度上可能赋予患者识别能力。

记忆医疗化与记忆门诊的建立和专业化的过程相辅相成，相互依托。20世纪70年代，美国的记忆门诊开始一系列与记忆相关的研究，招募病人以进行临床试验。发展至今，这类研究影响到欧美诸多国家。记忆门诊接收各种与记忆失调相关的疾病的患者，但其研究重点往往是老年失智症。这种门诊通常汇集了神经专科医生、精神病学专家、老年学专家以及脑神经科专家和护理人员，经过一系列的医学评估、心理评估、社会评估过程，来识别患者所处的失智的阶段。记忆门诊的扩展，也标志着对老年失智症的认识，开始从一种“正常的衰老过程”，向需要救治的“不正常的疾病”的转变。同时，在全球卫生领域内，老年失智症成为全球化的“流行疾病”。根据世界卫生组织的预测，到2050年，全球失智症患者人数可能达到一亿人以上。世界卫生领域开始投入大量的医疗资源转向老年失智症，在众多组织和老年社会运动的推动下，老年失智症迅速成为全球健康的热点问题之一。2013年的G8峰会上，全世界最富有国家的卫生部高级官员共同讨论了针对老年失智症的全球行动方案。上述各种科学、经济、政治的社会推动力，直接影响并渗透在了记忆门诊的日常常规医疗和护理过程中：一方面，记忆的科学研究、临床经验在增加；另一方面也在全球范围内强化了生物医疗对于失智、失忆的认知模式。

在诊所的日常实践中，有民族志研究指出：就诊老人的一举一动，所有的语言行为和姿势均被全方位列入了评估的范畴，都化为符号(signs)来帮助医生专家完成揭秘的任务。此时，医生的角色好比侦探，他们会仔细观察并且记录如下事实：在让患者进入就诊室的时候，是不是多次呼唤其姓名，患者是如何从椅子上站起来，如何走路，如何与他人打招呼、握手、道别。作为医生要回答的问题是：所有这些症状是否都指向了认知上的发展性的衰退？因而这些“事实”都变成了寻找答案的线索。不仅如此，问诊的过程中也是以家属或主要照料人的意见为导向，无论老人本身如何积极地展示自己正常的能力，都会被认为是疾病的症状之一。对于医生和专家而言，老人的讲述已经不能完全相信，而必须从照料者处获得信息，从而综合证实或者证伪老人所形成的自我评定。当真伪判定发生的时候，某种道德价值判断也随即产生。老人成为不可靠数据的来源，他被认定是无法给予前后一致的疾病信息和疾痛叙述的。在记忆诊所的实践中，医生也因此不得不从老人、老人家属或主要照料者等多个方面来获取信息，才能完成自己的医学评估。尽管有时老人和照料者之间的关系是“互相”依存而非单方面照顾，但这都不妨碍医生最后做出“老年失智症”这一诊断。在民族志所展现的就诊及确诊的过程中，多种可见和不可见的利益主体一一浮现：医生、研究专家、老人及其家属、国家医疗制度的执行者，包括保险公司在内的各种市场主体，大的跨国制药公司等。每个角色都迫切地要将寻求帮助的老人准确定义为老年失智症患者。正是在这个积极建构“老年失智症”的过程中，老人的可知的主体资格也在逐步消解。

在记忆门诊中，还有一种重要的诊断工具——记忆测试——是由老人个体单独完成的。这也是最紧张的诊断环节。被测者要求给出精简的答案，任何对答案的其他解释、商议和叙事都被排除在外。这种心理量表测试被认为是一种最客观的证据。检测的结果通常高效地将从门诊实践中，与老人及家属对话过程中，所捕捉到的模糊的言语、行为等符号转变为数字，将老人放置在认知测量表的数值内。记忆测量无疑能帮助医生进一步精确诊断，但它也将老人通过数字计算等人为控制的多种测量手段进一步客体化，而老人作为正常人的主体资格则进一步消解。尽管我们也会看到有爱心的专业的医护人员时常安慰被测的老人，解释这个测试不是考试，但多数参与者还是意识到了自己的失败，他们的记忆力问题也就被证实了。面对这样的权威的存在，受试者所经历的无疑是一种非人性化的考试，被羞辱的感觉也是他们通常的经验。那些"无能力"、"愚蠢"、一开始持有抗拒态度的老人，最终离开诊所时的态度发生了巨大的转变，承认了自己记忆力的丧失。

对于确诊的老人来讲，整个就诊过程所聚焦的就是识别能力的欠缺。而对人的认知能力的解构，亦即完成了对疾病的建构。当一位老人被确诊为老年失智症的时候也就意味着一个不能认知的主体产生了。民族志田野生动展示这一过程的同时，也再一次证明当下生物医学模式得以顺利运行的前提是人必须以单一的个体存在。也只有当人成为个体时，各种医疗诊断、治疗、护理等干预措施才能够得以实施。如果这种片面的"独立""自治"的主体基础不动摇，它就必然成为突破医疗养老领域针对老年失智症所提供服务的瓶颈的障碍。这种片面性让我们观察到的一切语言和行为符号——比如与亲人照料者之间的互动联系交流——都被统一解释为老年失智症的症状，从而使人们忽略甚至放弃了其他的可能性和解释，并且影响到了护理环节中的诸多问题。通过民族志的田野数据，人类学家不仅仅批判了这种狭义的个人主义的价值观，而且指出老年失智症实际上在提醒我们"关联"是常在的存在形式：联系不是自由的丧失，而是自由的前提。笔者认为这种关联共存是一种普遍的存在形式，它是一种本体论意义上的存在(Being)。在此前提下,人和人格的实践就应当模糊你我的界限,而偏重联系中的共存。

莎朗·考夫曼(Sharon K. Kaufman)教授认为,老年失智症不仅仅是医学诊断,也是一种现代的生命形式。和胎儿、干细胞、脑死亡者相同,它的出现与医学技术发展息息相关,同时又回应着相应的政治和社会机制。作为一种生命形式,它挑战了在生命伦理领域经常引发争议的概念,如人格、生命本质等。考夫曼教授分析了母亲失智后写出的诗歌,试图理解失智症老人的切身经历和失智状态到底是怎样的,同时探讨在美国社会文化学术情景中,对老年失智症的理解与这些个人体验的关系。她希望能够扩展医学领域内对这种新的生命状态的认知。一个社会及其医务人员对某种疾病的理解,直接决定并引导着护理照料的实践。美国的个人主义价值观,早已把个体的自治能力作为辨别人格与身份的重要标准;而脑神经科学的兴起,则进一步将疾病的根源放置于人脑。这一切都限制了对老年失智症的理解和照料实践。潜伏在深层的是身份认同的危机。这种危机的产生是因为西方文化中对个体特质的强调、对体验连续性的追求和对集体团结性的维护,最终指向的是一种"对相同性和连续性的主观感知"。上升到社会文化领域中,这种内在一致性的主观感知也是身份政治的核心。身份政治也在后现代理论的影响下产生危机。在考夫曼眼中,这种主观的逻辑一致性的感知不应该成为定义个体人的唯一途径。人的主观感知应该是多元的,通过对母亲确诊失智症后所作诗歌的研究,考夫曼所展现的是她的母亲所经历的处于知与不知之间的自相矛盾的识别状态。推而广之,身份政治中对于团体的核心本质、一致性的要求也不必然是唯一的认同途径,当下理论界更加关注的是多元叙事和个体在各种张力下的纠结。

记忆与识别

被确诊为老年失智症的患者，前期通常由自己的家人照料，而后期就不得不寻求专业的医护人员和养老机构的帮助。在家庭和机构化照料中，由于被照料老人其记忆和识别力不可逆转的消匿和丧失，而存在着诸多问题，尤其是忽视和虐待时有发生。20世纪90年代，在老年学、社会学等多个学科中出现了所谓人格回归的热潮。1992年，汤姆·基特伍德（Tom Kitwood）和凯瑟琳·布勒丹（Kathleen Bredin）为解决老年失智症的照料问题提出了："人格"不应该被理解成一种个体拥有的财产，而应该是一种状态；这种状态只有在一种相互承认、尊重和信任关系的情景下才可能获取。主张对失智症患者人格回归，无疑是在多个社会运动中，由不同学科的学者共同推动而产生的。他们的初衷是希望找回在医学诊断及其照料过程中所丢失的"人"。但是人类学家则更进一步，对在这个人格回归热潮中大家所习以为常的，诸如"识别"（recognition）、"关照"（care）等概念展开了文化实践层面上的讨论。

2008年，《医学人类学季刊》（*Medical Anthropology Quarterly*）刊出人类学家哈内尔·泰勒（Janelle Taylor）一篇感人肺腑却发人深省的学术论文——《论认知、关照与失智症》（"On Recognition, Caring and Dementia"）。文中，作者带着医学人类学者和女儿的双重身份进入了对身患老年失智症多年的母亲的照料过程中。尽管母亲在父亲去世后依旧开朗，乐观可亲，但是她已经不能辨别自己的亲人，因而，在外人眼中，她的故事陷入了西方主流社会对老年失智症的一种典型的恐怖叙事。泰勒每天碰到最多的询问是："你的母亲还认得你吗?”“她知道你是谁吗?”“她知道你的名字吧”? 隐藏在这些问题背后的是大众对老年失智的恐惧：如果一个人连自己的亲人也不认识了,她就成了“活死人”。考夫曼教授曾经说过,“老年失智症就是生活中的死亡和死亡中的生活”,系处于该状态的社会人格资格的丧失。这种结论反映的是更深层的文化预设：作为人格主体存在的人,应该是独立自治的、值得关注和照料的主体,必须能够具有识别自己社会关系的能力。当一个人失去了记忆,不能建立起对他人的认知,那么他就进入了一种可被抛弃的状态。这也是泰勒感到疑惑不解和气愤的原因：母亲依旧可爱,但她以前的朋友,因为母亲不能识别他们,而一个个逐渐停止了去养老院拜访。在作者眼中,这种认知的要求就是背诵出这些事实：对方是谁,对方的名字是什么,对方与我的关系是什么。如果忘记了这些事实,那么拜访、交往和社会交往活动就似乎变得毫无意义。

泰勒尖锐地指出,这里映射出的另一个文化预设是西方社会、资本主义市场经济社会中对互惠制度的理解。礼物的逻辑通常推导出互惠,它在大部分情况下是需要回报的。当友谊的建立是以互惠为原则,那么当一个人不能进行通常意义上的社会交换的时候,就很难被对方当作或者识别为朋友。作者也分析了主流大众围绕着老年失智的各种叙事：你挚爱的人,曾经和你有着不可割裂的联结,变成了对你一无所知、不在乎你甚至要伤害你的人,这是典型的歌德派恐怖情节;或者以前的人已经死去,只剩下躯壳,这是基本的僵尸情节。我们身边很多描述老年失智症所使用的语言,基本上就是围绕“他已经不在了”“我们失去他了”之类的话语来进行。这种趋势无疑强化了我们对老年失智症的理解：记忆的丧失,不认识人,就不再具有社会人格,也就是社会意义上的人的死亡。这种围绕老年失智症所产生的叙事，导致在实际生活中，很多人忽视或者用非人性的方式来对待失智老人，因为在很多照料者的眼中，他们所剩的仅仅是一个躯壳，一个毫无生机的活死人。这和笔者日常生活中听到的反应如出一辙。“他已经不认识人了”“他都不认识我了”，这些评论暗示的意义是他已经正式成为失智者。而不停提出“你认得我吗”这个问题背后，实际上是另外一系列的问题：我是否还需要认得他？是否需要承认他的社会存在，尤其是作为社会成员的存在？

在老人失智症问题中所涉及的记忆问题，不仅仅是社会文化政治的问题，也是记忆的伦理问题。哲学家阿维夏伊·玛格里特(Avishai Margalit 2002)在《记忆的伦理》(*The Ethics of Memory*)一书中提出了一系列疑问：我们是否有义务记住别人和过去发生的事情？这个问题的另外一面也同样有趣——我们是否允许忘记？他认为伦理约束的是和我们非常接近的亲密具体的关系。记忆是将这些亲密关系具体粘连在一起的水泥。对他人姓名的记忆，是一个伦理的要求，尤其是当社会关系主体之间是密切的、特殊的、亲近的关系时。按照这种伦理的逻辑，如果一个人根本记不得另外那个人的名字，他就不能识别和关心那个人了。但当我们仔细审视这个逻辑时，就不难发现它的问题所在：实际上它强调的是被识别者，而非识别主体。实际上即使我忘记了某人的姓名，并不表示对此人不再关心和关照；而是对方将不在乎与我长期维持这种亲近的关系了。正如当下流行的浅社交，事实上是对以往社会关系的解绑，不要求对对方负有更多的责任和义务，更多的是一种纯快乐的要求，对约束的松绑。

记忆姓名的能力，被大众的、主流的社会关系强化。但是记住了对方的姓名，就真的意味着对对方的关心关注和责任义务吗？更有价值的问题是，如果记不住，无法说出对方的姓名，就真的必然不关心对方吗？反观老年失智症患者。笔者的外祖母失智多年、无法表达，后期更失去了语言能力，她的长子成为她的主要照料者和长期陪伴者，他们之间形成了一种无名的默契。他们之间的各种活动，包括运动、换尿布、穿衣、洗漱、喂食等配合都天衣无缝。如果长子不在身边，外祖母就会四处张望。而对每年只有假期才能回去看她一面的孙辈，她不仅叫不出名字，眼睛里流露出来的是疑惑：这个陌生人是谁？笔者无从得知外祖母是否知道这个陪她走完生命最后一程的人与她的母子关系，但是无可否认，她一定知道自己和这个人生息与共。外祖母过世后，有很长一段时间，她的长子仍然保持着以往照料老人的作息。我们只要仔细观察一下这种因长期照料而形成的共存关系，其结论不言自明：关照不是也不应该以认知为条件；认知的方式也有多种；能够背诵出公认的事实（例如姓名）不应当是认知的唯一判断标准。

照料政治与亲密民族志

哲学家保罗·利科（Paul Ricour）在其 2005 年所著的《认知过程》（*The Courses of Recognition*）一书中，论述了认知的过程：首先是对外部物体的识别，然后是自我认知，最后是别人对自己的承认。从认识、认知到被承认的过程是一个主动到被动的过程，是一个从个体认知和智力问题到社会伦理和政治问题的转变。从一开始自治个体的主动，到对外界客体的识别，过渡到一个社会的政治的主体，被他者接受的过程，也就是所谓的识别过程。基于这个理论框架，泰勒希望我们重新审视日常生活中对围绕失智老人经常提出的问题：他认识你吗？他知道你是谁吗？他知道你的名字吗？这些问题分别反映了识别过程的三个层次：他个人的认知能力是否出现了问题（主动）？他知道自己是谁吗（自我认知）？他应当被社会承认吗（被动）？而事实上我们需要特别关注的是在第三个层次的问题。

在有关老年失智症的民族志的田野研究作品中，其作者通常也是失智老人的长期照料者，比如泰勒和考夫曼。他们通过自己的参与式的观察和行动，同时进行照料和研究。这种民族志有一定的自传成分，被考夫曼教授称为“亲密民族志”。她认为，亲密民族志的实践者多数作为子女参与到自己父母生命的最后一个阶段，他们运用自己的双重身份，进入人类学的研究课题。通过这种民族志的写作，这些人类学家试图超越个体的情感和经验，给予这种个人经历更为广阔的文化意义。亲密民族志，给读者一种亲近的、如临其境的、“在那里的”现场感，但同时它也充满了个人的情感，极具感染力。在方法论和认识论上，这些著作也反映了真相的本质和其表述之间难以弥补的空隙。“这是一种错位的旁观者和错位的实践者的关系”。这种亲密民族志所描述的是无法像常人一样来表述的失智老人的经历，以及如何被他/她的人类学家子女去解释的过程。对于读者和作者来讲，这是一种解谜的方式，它指向的是如何了解介于“知”与“不知”之间的主体之中，所存在的新的生命形式的“真实”体验。

短期记忆缺失，被认为是诊断老年失智症的主要临床标准。老年失智症也被认为是记忆力疾病。老年失智症作为医学诊断的类属，与我们在田野中所观察到的是两个不同的身体：诊断的身体和体验的身体。民族志田野的最大贡献就在于向我们展示出了这两个身体的巨大张力。现代生物医学仅仅侧重第一个（即诊断的身体），而忽略体验的身体，这是它无法向失智症老人提供真正所需的照料的重要原因之一。对于失智症老人照料的主要承担者是其亲属和养老机构。我们所读到的亲密民族志中,作者都有着长期照料亲人的一手体验。基于各自的照料和参与的经验,他们希望通过批判主流的所谓“既恐惧又无奈”的叙事来探讨多种可能性。人类学家指出,当下流行的哲学领域的主要理论框架的核心,是以“理性的”和“个体”对自己的理解为前提的,将主观能动性和人性放置并固定在个体的认知能力上,将自治和独立作为人们的主观能动性和主体性的黄金标准。这种理论架构注定了生物医学版本下对老年失智症的照料护理体制的失败。

而民族志研究将我们引向对于实践的关注。日常的实践往往超越了现象和本质、本体和代表之间的二元对立。比如人类学家所观察到的有关识别的实践:虽然面对名字,很多失智症老人不能完成常人所期待的背诵任务,交上完美的答卷,但是他们却能够通过重新命名、取绰号或其他的方式来对应具体对象;在与他人的互动中,他们也可以通过放松的表情来示意来访者,比如会说“我很高兴见到你”。很多自己患有老年失智症的学者在记录自己的经历时指出,他们会更加注意当下的事物。此时与他们的对话内容本身已经不再重要,重要的是一种交换接触。微笑,手势,这是一种“在一起”的形式。如果在照料的过程中,我们聚焦在一种联系,而不是去纠结“那个人是否存在”;更多地去互动,而不是纠结谈话内容的连贯和一致,那么这种照料就不是一个管理层次上的简单的“管”(控制/照料),而是让被照料者共同参与,能够同时从参与中获得欢乐的互动的实践。这本身也是一种照料的行为。如果我们将“识别”从其狭隘和唯一的认知意义上扩充开来,仔细体验交流和参与的实践,是可以体验到失智症老人的认知能力和深层具身化知识的存在。他们通过自己的实践行动，有时候甚至是一些常人眼里怪异的行动，来表达他们自己照料的能力，而我们应当将这些点点滴滴记录下来，用我们的语言来表述、来解释，这也是一种照料。对照料关系的理解，以往是吉登斯(Anthony Giddens 1922)笔下所谓“纯粹关系”。在这种关系中，所有外部的构成都被消解了。关系，仅仅因为其所能带来的利息补偿而存在。用这种纯粹关系来解释对于老年失智症患者的照料关系，只能是使其被当作是一种负担。然而，亲密民族志动摇了这种关系的理解框架。

失智老人作为一种新的生命形式的存在，对他们的研究使得民族志研究的方法大放异彩。如文中所示，医学人类学者采用亲密民族志的方法进行细致入微的观察，捕捉到一般定性研究所无法获取的资料。定性研究往往过分依赖访谈，通过被访者的讲述和表达来寻求答案，但是失智老人大多已经丧失语言表达的能力以及叙事的连贯性和逻辑性。人类学者通过长期与被研究者之间的照料实践所形成的共存关系，可以发现局外人毫无体验敏感性的诸多琐碎细小的动作和肢体语言，并且通过这种共存的本体存在形式，给出不同的解释和意义。基于长期的田野实践和文化理论的把握，人类学者通常给出的阐释具有极大冲击力。正如安娜玛丽·摩尔在解释照料的逻辑所说：“(照料也是)寻找一种本土的、脆弱的，但是相关的一致性。这种一致性本身对于所处其中的人来讲未必显而易见。它甚至不一定是语言表达。它有可能是隐含其中：在实践中，在建构中，在关系中。这(照料关爱)正是我寻求的，我将把它从实践变为文字，从实践读出文字。”(Annemarie Mol 2008：8)比如前文所引，泰勒发现自己的母亲有一些外人看来是非常奇怪的举动：母亲一定要坚持保持自己杯中的咖啡、碗里的食物和共同就餐者一样多。养老院的护理人员认为这无疑是强迫症的典型表现,要求她服药以减轻症状。但是被作为人类学者的女儿拒绝了。因为这个符号,在泰勒眼里还有其他的意义和解释。她看到的是一位往日精心照料子女的母亲的习惯:需要将有限的资源平均分配给自己四个子女。行为和语言相同,它本身是一个符号,而对它的解释是情景下知识的产出,同时它也是具身化知识的表达。对于这种行为的阐释,医疗工作人员仅仅局限在一个疾病的症状,而对于有长期照料共存关系的共存者来讲,这种解释是不够的。这种产生于亲密民族志的阐释,显然给予读者极大的感染力,也为我们的医疗服务者提供了新的洞见。

中国老龄化趋势增强,其中65岁以上老人当中患有失智症的比重超过了5%。在中国的老年护理领域,加强养老机构中养老护理的培训和管理,人性化照料,要把老年人当作人看的呼声日起。来自社会学、社会工作、心理学、人口学等领域中的学者都对积极老龄化和健康老龄化、改变老年人在宣传领域中的刻板印象,反对老年歧视等问题进行了论述和倡导。但是多数已发表的论著并未就这些有关老人概念背后的文化预设,即我们习以为常地对"人"和"人格"的理解进行更加深入的讨论。尽管我们可以通过改变大众媒体中的老人形象,通过对积极老龄化进行科学化的再解释来展示老年人积极健康的一面,避免养老领域的伤老、虐老现象的升级。但是仅仅对所谓"积极""健康"的老人进行文化表述,背后隐藏的仍然是对不独立,依赖他人的生命形式的深深的恐惧。具有讽刺意义的是,当我们的生活中的老人但凡还能够独立地生活时,他们的存在很大程度上是无形的、不被讨论的,是积极的、健康的、可爱的。只有当一个必须依靠他人的生命形式产生的时候,我们才意识到这种存在。所以,再进一步，我们要问的是这种存在到底是什么？是边界分明的实体吗？还是一种本体论意义上的共存共生？如果我们对于隐遁于这种现象背后而又无处不在的，记忆、认知、自我、个体、人格相关文化预设避而不谈。如果社会只崇尚自立和自治的"人"，显然，我们在养老领域中更多需要面对的是这些不能够从事生产、直接创造社会价值的完整的人。对于照料者来说，就很难观察到对方主体性的存在，不承认她/他的"人"的资格，那么做出忽视甚至虐待的行为就在所难免。最终导致应用领域措施仅仅流于形式，或得出"道德缺失"的结论或呼吁伦理关怀。人类学相关理论的发展，尤其是近年来本体论的回归，给予我们重新研究相关性和亲属制度的可能。很多像失智老人一样的新的生命存在形式，构成了一种本体意义上的存在。这是一种与照料者的共存，不可分割。这就是德勒兹和加塔利(Felix Guattari)笔下的生成(becoming)，是唐娜·哈拉维(2016)所说的伴生(becoming-with)，这是新的本体，是相关联的共存生物形式。它们的出现不仅仅挑战了我们既有的职业伦理和社会道德，也极大地丰富了人类学界"本体论转向"理论趋势下的经验研究。

参考文献

Cohen, Lawrence. "Toward an Anthropology of Senility: Anger, Weakness and Alzheimer's in Banaras, India," In *Medical Anthropology Quarterly*, 9: 314-334, 1995;

——"Introduction: Thinking about Dementia," In Annette Leibing, and Lawrence Cohen eds. *Thinking About Dementia: Culture, Loss and the Anthropology of Senility*, New Brunswick, NJ: Rutgers University Press, 2006;

——"Politics of Care: Commentary on Janelle S. Taylor, 'On Recognition, Caring and Dementia'," In *Medical Anthropology Quarterly*, 22(4): 336,

2008.

Davis, Daniel. "Dementia: Sociological and Philosophical Constructions," In *Social Science & Medicine*, 58, 2004.

Deleuze, Gilles and Félix Guattari, *A Thousand Plateaus: Capitalism and Schizophrenia*. Minneapolis: University of Minnesota Press, 1987.

Giddens, Anthony. *The Transformation of Intimacy: Sexuality, Love, and Eroticism in Modern Societies*, Stanford: Stanford University Press, 1922.

Gjødsbøl, Iben M., and Mette N. Svendsen. "Recognizing Dementia: Constructing Deconstruction in a Danish Memory Clinic," In *Medical Anthropology Quarterly*, 00(0), 2017.

Gjødsbøl, Iben M., Lene Koch, and Mette N. Svendsen. "Resisting Decay: On Disposal, Valuation, and Care in a Dementia Nursing Home in Denmark," In *Social Science & Medicine*, 2017, 134.

Hacking, Ian. "The Looping Effects of Human Kinds," In D. Sperbe, D. Premack, and A. J. Premack. eds. *Causal Cognition: A Multidisciplinary Debate*, Oxford: Claredon, 1995;

—— "Making up People," In Thomas C. Heller, David E. Wellbery and Morton Sosna eds. *Reconstructing Individualism: Autonomy, Individualism and the Self in Wester Thought*. California: Stanford University Press, 1986.

Haraway, Donna. *Staying with the Trouble: Making Kin in the Chthulucene*. Durham and London: Duke University Press, 2016.

Jia, J., Wang F., and Wei C., et al. "The Prevalence of Dementia in Urban and Rural Areas of China," In *Alzheimer's & Dementia*, 2014.

Kaufman, Sharon K. "Dementia-Near-Death and 'Life Itself'," In Annette Leibing and Lawrence Cohen eds. *Thinking About Dementia: Culture, Loss, and the Anthropology of Senility*, New Brunswick, NJ: Rutgers University Press, 2006;

—— "'Losing My Self' A Poet's Ironics and a Daughter's Reflections on Dementia," In *Perspectives in Biology and Medicine*. 60(4): 549 - 568, 2017.

Kitwood, Tom, and Kathleen Bredin, "Towards a Theory of Dementia Care: Personhood and Well-being," In *Aging and Society*, 12, 1992.

Margalit, Avishai. *The Ethics of Memory*. Cambridge, MA: Harvard University Press, 2002.

Mol, Annemarie. *The Logic of Care: Health and the Problem of Patient*

Choice. Routledge, 2008.

Ricoeur, Paul. *The Course of Recognition*, Cambridge, MA: Harvard University Press, 2005.

Shenk, David. *The Forgetting: Alzheimer's, Portrait of an Epidemic*, New York: Random House, 2001.

Surr, Claire Alice. "Preservation of Self in People With Dementia Living in Residential Care: A Socio-biographical Approach," In *Social Science & Medicine*, 2006, 62.

Taylor, Janelle S. "On Recognition, Caring and Dementia," In *Medical Anthropology Quarterly*, 2008, 22(4).

蒋红柳.积极健康老龄化：欧盟老龄化社会 医疗保健策略及其借鉴.西南民族大学学报(人文社会科学版),2016(8).

景军,李敏敏.刻板印象与老年歧视：一项有关公益海报设计的研究.思想战线,2017(3).

刘文,焦佩.国际视野中的积极老龄化研究.中山大学学报(人文社会科学版),2015(1).

孙克莎.老年失智症患者的伦理关怀.解放军护理杂志,2015(1).

邬沧萍,彭青云.重新诠释"积极老龄化"的科学内涵.中国社会科学报,2017-11-01.

吴帆.认知、态度和社会环境：老年歧视的多维结构.人口研究,2008(7).

第十二论　“管”：照护还是控制？

——对上海城市社区重性精神疾病患者照护的民族志研究

2013年，《中华人民共和国精神卫生法》（以下简称《精神卫生法》）实施，呼吁为患有严重精神疾病的人提供更多基于社区的护理。也就是在这期间，上海市某区综合治理办主任刘先生联系了我们[①]。他非常关心和担心社区中的“弱势群体”。“我们有很多项目来帮助一些弱势群体，比如贫困者、失业者和妇女。然而，到目前为止，我们还没有一个独立的计划来帮助生活在我们社区的严重精神疾病患者。他们也是弱势群体。我们希望了解他们，并根据新法律制定进一步的管理策略。”杨先生用这段话开启了我们与社区精神疾病患者有直接接触的街道工作人员的第一次正式会面。在列举了他们过去面临的困难后，一名街道委员会成员明确地表达了一个担忧，引起了激烈的讨论。

如果他们打扰了邻居，但不触犯法律，我们应该把他们放在哪里？警察拒绝收留他们，因为“他们脑子里面有病。我们无法控制他们，甚至无法和他们讲道理”；残疾人委员会拒绝处理这个问题，因为“他们不稳定，经常拒绝服药，我们只接受很守规矩的人”；社区卫生中心拒绝他们，因为缺乏必需的设施来容纳他们；连区精神卫生中心也以各种理由拒绝处理这个问题，说“吸毒的应该先戒毒”，或者“他们的性病应该先治”，或者“现在根据新的法律，在大多数情况下精神

---

① 鉴于研究伦理的要求，为保护我们的研究对象，文中所有人和社区名称都将匿名以便隐去其真实身份。

治疗应该是自愿的”。那么谁来收留他们？根据街道委员会的说法，即使他们成功地让精神卫生中心接纳了患者，也没有家庭成员愿意在患者可以出院时把他接走。街道委员会必须接管，因为没有其他人会把他们送到中心，照顾他们或支付这笔花费。疲于应付这些问题，街道委员会常常让精神疾病患者处于独自一个人的状态。最终，这场讨论产生了我们的初步研究问题：谁来“管”生活在社区中的患有严重精神疾病的人。

我们与社区的第一次正式接触是在一次小组访谈中。小组的所有参与者[①]都是65岁以上的老年人。他们中大多数是母亲，孩子在青少年时期被诊断患有精神分裂症或其他精神障碍，而他们是主要照护者。现在他们的孩子已经中年了。当被问及社区中重度精神疾病患者日常护理的主要挑战时，所有参与者都提出了“如果”的问题，比如“如果我死了怎么办？那谁来照顾（管）他”？在我们的研究过程中，这个特殊的“如果”的问题笼罩着我们访谈的每个家庭。在他们看来，似乎没有人可以提供可靠的帮助。在这组人中有一个流行的说法，他们希望他们的孩子比他们早10分钟死去。然而，更现实一点的期待可能是政府来“管”，政府在他们离世后接管照顾他们患有精神疾病的孩子的任务。

但为什么是政府呢？第一，根据父母们的说法，他们孩子的精神

---

① 在接受这项任务后，我们制定了自己的研究议程，不仅是从帮助政府更好地实施《精神卫生法》出发，而且想达到对重度精神疾病患者家庭生活经历的细致入微的理解，特别是理解在社区生活中他们的需求和什么对他们真正重要。我们也意识到“管”（控制或治理）的使用，特别是这个术语所隐含的权力的使用。然而，我们在第一次小组访谈中遇到的情况很快挑战了我们对国家权力和病人权利、社会控制和个人自由的假设。由于一些实际难题，我们只设法通过残疾人委员会招募报道人，从而大大限制了我们的研究范围。所有焦点小组访谈的参与者都是重度精神疾病患者的近亲，他们负责照顾病人并在社区居住了五年以上。此外，我们在研究中遇到的所有患者都持有残疾人证明。

问题最常见的触发因素是生活事件，如高考、结构性失业甚至户口制度，所有这些都是政府政策的产物。第二，政府应该照顾重度精神疾病患者，因为否则他们将“为他人制造麻烦，而这些他人的福祉是政府的责任”。第三，父母们不信任任何其他人，甚至孩子的亲兄弟姐妹。事实上，许多人很早就把他们生病的孩子和健康的孩子的生活分开，因为害怕重度精神障碍的存在会对他们其他的孩子有不好的影响。在这种情况下，亲属关系的连接被切断。我们最终剩下了一个几乎相同的问题：“谁来‘管’重性精神疾病患者？”

“管”

“管”在我们的研究过程中如此显著，是因为各种政府机构和家庭使用这个术语来描述他们与精神疾病患者的关系。中文术语“管”可直译成英文“管理”(manage)、“统治”(rule)、“管控”(regulate)或“控制”(control)，但与此同时，它也具有“照护”(caring for)和“负责”(being responsible for)的内涵。目前关于精神疾病和精神卫生保健的讨论非常关注西方背景下定义精神病学的“照顾和监护的双重要求”(Brodwin, Velpry 2014)——“控制”和“照护”，两者在中国术语“管”的含义中都有体现。然而，“管”这个词的日常使用也反映了政府和精神疾病患者家庭之间的矛盾关系。一方面，家庭抵制来自上层的任何控制和物化的尝试；另一方面，他们渴望有一个地方能让患精神疾病的亲属得到国家的照顾。

因此，本文的主要目的是关注家庭照护者和政府街道民政部门的矛盾关系，以及照护者和重度精神疾病患者之间的关系。我们承袭两种研究传统并对其进行批判。第一，一些研究后社会主义国家心理学热潮的学者们(Friedman 2009; Matza 2012; Zhang 2014, 2017)正在试图找到一种新兴的、因为专家心理学知识的传播而形成的自由主义治理术。中国精神卫生领域率先开展研究的学者往往试图从精神卫生/疾病的视角,进一步研究中国过去四十年来的重大政策转变和社会变革(Phillips 1998; Kleinman and Kleinman 1999)。他们指出,中国政府变得更加"灵活",采取许多不同的策略和专门设置的做法来管理不同的人群和新出现的问题。我们认为,在这样的背景下,"管"成为一个在严重精神疾病照护领域行使权力的关键角色,具有将其对象客体化和幼稚化的强烈倾向。此外,"管"的运用也是把严重精神疾病家庭作为一个"主权"对象的条件。在这个过程中,家庭被构建为"管"的代理人,在这里它似乎成为一个新的主体(Foucault 2003),富有成效地对重度精神疾病患者行使监护权利,而不给予他们主体性。因此,精神疾病患者本身作为"管"制度下的一个个体,被剥夺了完全成为福柯意义上的主体的任何机会。由于缺乏主体性,精神疾病患者只能由他们家庭中的照护者完全代理。

第二,从事心理健康研究的学者对亚洲照护者的研究也有长期的兴趣。他们通常关注寻求帮助的途径,并试图找出阻碍重度精神疾病患者家属寻求专业帮助(特别是精神治疗服务)的障碍(Pearson 1992、1993; Philips 1993)。然而,在本文中,我们将关注点放在重度精神疾病患者家属的主体性上,探讨他们如何抵制机构污名化,如何与各种社会福利机构成功进行谈判,以获得经济和社会资源。然而,这些成功寻求帮助的故事并不意味着社会福利制度足以让弱势群体生存。相反,社会福利制度远远不够。通过研究对抗性和主体性,我们想探索家庭对象如何在作为这种权利的代理人的同时,对加诸他们的权力采取行动。

在这篇文章中，我们展示了正在进行的精神病学改革如何试图通过中国三级医疗系统提供全面的护理，以及基于社区的系统如何通过不同的代理人运转。通过详细说明这个网络，我们认为，尽管《精神卫生法》反映了中国中央政府在保护精神疾病患者权利方面取得进展的意图，但其在实地的实施受到长期行政传统"管"(控制/照护)的严重阻碍。"管"指示权力应该控制其对象，最重要的是，控制被理解为关照。从20世纪80年代到90年代，社区取代了单位行使对严重精神疾病患者和他们的家庭的权力。然而，由于缺乏资源，从前既控制又照护的"管"经历了控制和照护两种功能的分离。控制是不同社区代理要实现的主要目标，照护则留给家庭。在这种情况下，家庭，而不是个人，已经成为一个在抵制国家力量的同时也作为其代理的主体，在日常生活中规训和培育患者。

研究方法

本文来自对上海市城区精神卫生保健的民族志研究。我们在田野中扮演双重角色：(1) 作为与精神病学家合作的定性研究人员，(2) 作为批判医学人类学者。第一个角色使我们能够通过医疗和政府机构接触严重精神疾病患者的家属，这为我们的第二个角色提供了便利。在第二个角色中，我们审视了每个旨在帮助这些家庭或克服严重精神疾病患者的污名的政府项目的整个过程。我们寻找多种声音，试图描绘现实的复杂性并审视过程，而不是对我们的研究伙伴基于模型和实验项目提出的研究问题给出简单明了的"是"或"否"的答案。在这三年中，我们开展了两个项目：第一个项目是与上海精神卫生中心和哈佛大学合作开展的"精神分裂症患者及其亲属中的污名化研究”;与此同时,我们接受了上海市杨浦区政府的邀请,启动了关于“社区层面严重精神疾病照护”的研究项目,这是第二个项目。虽然这两个项目相互独立,但在研究问题和研究内容方面存在重叠。第一个污名化的研究对象都是青少年精神分裂症患者的父母;第二个项目的研究对象是成年慢性精神分裂症患者的父母,其中大多数患者是中年人。有趣的是,这两个数据集相互补充,提供了精神分裂症患者生命历程的垂直视图:从患病开始到生命的后期,从否认和希望通过努力恢复正常进而完全康复,到绝望和与疾病共存。从两种不同的家庭照顾者年龄群体中,我们看到了关于“选择”“挣扎”和他们对疾病的理解的不同叙述。尽管他们对疾病有不同的认识和解释,我们还是发现了相似的社会苦难轨迹。总的来说,患者患病时间越长,他们就越失去希望,也越现实。患者正逐渐被他们生活的社会环境剥夺生存资格。

通过分析法律文件、新闻报道、田野观察和访谈,我们首先揭示了“管”的多层含义及其在国家等级制的治理网络中的实践。然后,通过两个严重精神疾病患者家庭的故事,我们探讨了家庭如何巧妙地与不同的地方政府代理人谈判,并抵抗和重建强加于他们身上的“管”。最后,通过两个精神分裂症患者的叙述,我们展示了家庭是如何接管以往政府的控制和照护功能,而成为“管”的代理的。我们认为,如果“管”不改变其根深蒂固的使其对象高度客体化的政治文化,保护严重精神疾病患者权利的项目只会触及问题的表面。

三级服务网络:作为官方名称的“管”

在2013年,经过28年的努力,《中华人民共和国精神卫生法》正式生效，为精神卫生保健制定了国家指南。从一开始，该法旨在提供一个全面的卫生管理体系，参与起草该法的中央政府关键部门包括卫生部、民政部、公安部和残疾人联合会，然后扩大到包括中华全国妇女联合会和国家发展和改革委员会(Xiang et al. 2012：780)。国家法律保证了跨省跨地区的一致性，然而，在现实层面上，各地区的实践各不相同。在国家法律框架下，省级政府制订通过相应的地方法规和规则。在本论中，我们以上海为例，说明当前的精神卫生系统是如何通过法律的地方实践构成一个自上而下的层级网络的。

2014年，《精神卫生法》生效第二年，《上海市精神卫生条例》由当地立法机构修订通过，为上海市精神卫生保健提供了详细的操作指南。为了宣传新的法律和新的市政法规，2015年10月，《新民周刊》发表了一份题为"被联合国点赞的'上海模式'再升级，让康复者顺当回归社会"的特别报道。报道强调了《上海市精神卫生条例》中的一条规定，"住院精神障碍患者符合出院条件的，可以自行办理出院手续"(第41条)。考虑到公共安全问题，记者代表公众提出了这样一个问题："上海为什么有胆量这么做?"答案是：自20世纪60年代以来，上海一直在建立精神卫生保健的"三级服务网络"，以确保每个患者都有一个监护网络("看护网")。据称这个网络为患者及其家属提供了全面便捷的服务，并被"证明"在"预防精神疾病和其复发以及减少精神残疾人数"方面非常有效。因此被世界卫生组织称为"上海模式"。上海模式的精神卫生服务网络包括市、区和街道各级的卫生和行政机构，并涉及政府机构，如警察、法律服务、教育、残疾人联合会和十多个其他部门。政府建立了如此庞大的网络，试图"管"(控制和照护)每一位严重精神疾病患者。在数字技术的推动下，"管"现在变得更加严格和更加不明显了。上海市疾病预防控制精神卫生分中心副主任蔡军说:“这是一个不应该被忽视的群体。每个病人都有一个看护网。现在,我们的监护率达到95%以上,建档一个就监护一个。”(应琛 2015)。

然而,即便是精神科医生,对这个网络也有争议。我们在田野中遇到的一些精神科医生认为这是对医患保密性的严重违反。他们感到不舒服的是,将患者报告给一个不仅包括医务工作者,还包括政府代理人的监管网络。更为关键的是,网络所体现的“管”的精神并不受严重精神疾病患者及其家属的欢迎。对他们来说,三级服务网络是一种制度安排,将严重精神疾病患者及其家人置于一种污名化的地位。它解释了权力关系形成的污名并使其具体化。患者和他们的家人没有被释放,而是发现自己陷入了一个更大的权力和控制领域。一个照料者告诉我们:“无论我走到哪里,我都感觉有一只眼睛在看着。世界如此之大,却没有我立足之地。”其他严重精神疾病患者家庭也有同样的担忧。另一个报道人也说:“法律变了,患者可以自己出院。但是这个三级网络还是存在的。医院、街道委员会和警察联系在一起。一旦医生确诊病情(精神分裂症),所有人都会知道。它就像一份档案,里面什么都有。这份档案会影响我们的未来。”在这一点上,来自政府的护理网络被认为是一张捕捉每一条“鱼”的渔网。为了避免被抓,大多数严重精神疾病患者的家庭成员试图将他们年轻的亲属(特别是孩子)藏在家里。在这样的情况下,国家与重性精神疾病患者家属的关系就成了永无止境的猫捉老鼠的游戏。

戴帽子:作为法则设定的“管”

“戴帽子”是一个被许多家庭护理人员、精神科医生和其他人频繁使用的词语，指的是当一个被诊断患有严重精神疾病（通常是精神分裂症）的人在三级服务网络中变得可见的情况。“戴帽子”是一种公开羞辱的形式，以识别某些类别的人。一旦一个人“戴上帽子”，摘下会极其困难，甚至是不可能的。一个“戴帽子”的人在社会上是高度污名化的。精神疾病，尤其是严重的精神疾病，是一个人戴的又大又重的“帽子”，因为它表示不同、羞辱，并自动使这种“管”（控制）严重精神疾病患者和他们的家庭的权力合法化。更重要的是，“戴上帽子”也意味着把自己置于国家的社会福利制度和医疗的控制之下。然而，这种服从伴随着一种期望，即国家、政府、机构和每一个相关的工作人员都将给予照护（“管”的另一个含义）。只有在管理失去照护时，严重精神疾病患者家庭才会感到强烈的背叛，因为他们的痛苦变得更加严重了。

我们的研究证实，家庭拥有的资源（包括经济和社会资源）越少，他们就越有可能愿意“戴上帽子”，让政府系统看到自己，希望获得社会福利和其他形式的援助。经济当然对这些家庭选择的生存策略起着决定性的作用。本文中的报道人都遭受了“交叉污名”——他们生活中的污名不仅基于疾病，还基于出生地和贫困等其他因素。这些因素通过“强化各种形式的社会排斥或不平等并随后相互强化”来影响“个人及其结构镶嵌性”（Wutich et al. 2014：2）。显然，“戴上帽子”将允许家庭获得一些社会福利资源，尽管这些资源非常有限。不过这样做的“明显”缺点是，大多数时候，患者失去了未来接受教育和从事有意义工作的机会，因为他们被归类为完全残疾。

家庭成员通常会将“领取残疾证明卡”的那一刻作为人生的转折点。虽然这张卡识别了患者，让他们可以依靠社会福利，但最重要的是，它也体现了家人对精神分裂症亲属希望的破灭。这张卡允许政府来"管"患者。否则,在照护者去世后,政府是否会继续"管"患者就无法保证了。对政府来说,一旦家庭依靠社会福利来解决残疾问题,所有相关机构将自动对家庭拥有权力或"管"他们,只是这里的"管"意味着控制而不是照护。

在我们的研究过程中,相当多的照料者强烈而频繁地提出了"面子"的问题。在接受政府财政援助的情况下,他们特别想要"面子"(人的尊严)。他们说最屈辱的时刻就是,街道委员会经常突然要他们签收一小笔钱,而没有进一步解释钱来自哪里,给钱是否会继续或者他们为什么收到钱。"就好像他们在把一些剩下的骨头扔给乞丐。你没有什么可说的,也没有任何权力去问他们",一个报道人这样说。街道委员会似乎很难理解为什么这些琐碎的细节如此重要。对他们来说,将上级政府机构的任何援助分配给需要的人只是一项乏味的官僚工作。他们这样做是出于职责,而不是出于关心。最重要的是,他们对每个人都一视同仁。因此,严重精神疾病患者家庭的挑剔态度是"不正常的",也是疾病的一部分。社区医生、委员会成员经常抱怨家庭,"精神疾病是会传染的。他们的亲人也不正常,偏执,可能是因为花太多时间与严重精神疾病患者在一起"。另一方面,自从开始戴这顶"帽子",这个家庭就感到羞愧,并希望从他们与外界已经有限的接触中重获一些尊严。他们真正想要的是被别人"正常"对待。然而,当他们大声或直接表达他们对政策透明度的担忧以及对受到温馨欢迎和给予解释的期望时,官僚机构认为这种行为是在很冒失地挑战他们的工作,是不正常的。

一旦一个人"戴上帽子",他的所有行为都可能被解释为异常的一部分。"一旦你疯了,你就总是疯",一个严重精神疾病患者的亲属总结。在收集严重精神疾病患者家庭的故事时,我们自己关于正常和理智的想法受到了检验。对人道待遇和人类交流的呼吁怎么可能是疯狂和不正常的？那是因为，我们这些正常人，已经理所当然地接受了这样的疏远行为，并且习惯了吗？还是因为不正常的人看到的东西比我们看得更清楚明白？至少，从表面上看，人们更愿意将他们观察到的关于严重精神疾病患者及其家人的所有一切用异常的迹象来解释。严重精神疾病患者及其家人戴的“帽子”给他们的正常生活蒙上了一层阴影，与人们的怀疑、困惑和道德判断纠缠在一起，导致了进一步的社会隔离。

社区服务：作为官方工作的“管”

塞维尼等人（Sevigny et al. 2009）记录了 20 世纪 90 年代由于经济改革，“政府机构对‘社区’的养老金、住房和健康等非经济职能”。通过对一名精神分裂症患者及其家人的个案研究，他们展示了单位在城市工人生活和疾病经历中的作用。对于在单位长期工作的精神疾病患者，单位像父母一样，即使单位有经济困难时也应该对他负全部责任。在这种情况下，当单位体制在 20 世纪 90 年代分崩离析时，精神疾病患者和他们单位之间的关系更多的是情感上的而不是物质上的。我们的研究结果与塞维尼等人的发现有相似性。我们的许多报道人讲述了过去单位是如何“管”工人的。自从国家开始接管社区护理、社会支持和社会康复以来，二十多年已经过去了，但社区仍在建设之中。

自 20 世纪 80 年代以来，我国政府一直在启动大规模的“社区建设”项目。“社区”被定义为“一个共同的社会领域，由每个官方行政机构下生活在某个地理范围内的人组成”（Shen 2014：210），被认为是取代单位制的一种新的制度。我国政府希望建设社区能够解决中国社会快速转型中出现的社会问题,包括为居民提供基于社区的卫生和社会服务。社区建设与《精神卫生法》的目标之一相一致,即让精神疾病患者重返社会进行社会康复,并融入社区。因此,在社区的层面建立和改善服务变得必要和关键。然而,与通过具体的制度和组织安排来管理工人的单位制相比,社区更具流动性和无形。它非但没有给生活在其中的人们带来归属感和社会保障,反而加剧了精神疾病患者及其家人的疏离感。过去,人们会直接向单位领导提出问题和诉求,现在,正如我们的一位报道人所说:“人们总是会把你介绍给其他机构、部门或其他人,给你同样的借口,‘我们不管这个’,到最后都不管。”在这一点上,我们把对“管”的追求看作是对后单位制度的政治批判。这个追求让人们想起了一个婴儿突然失去父母,无处可去的例子。他们从前的单位被取代了,但新的社区又难以捉摸,无力把握。

尽管社区的概念已经推广了三十多年,但我们的研究表明,几乎仍然没有以社区为基础的服务来照顾精神疾病患者。我们认为:除了来自中央和地方政府的有限的财政投资,在这里嵌入的文化不同于原来从西方引进的思想。正如福斯特(Foster 1982)所指出的:“(社区发展的)过程有两个基本要素:人们自己的参与,以及鼓励主动性和自助的外部技术和其他服务。”然而,“中国的社区建设项目具有自上而下的启动和官方控制的特点”(Bray 2006; Yan and Gao 2007)并与社区发展的最初想法没有任何联系,因为最初想法是赋予社区参与者权力。中国社区建设是政府的另一个模仿和概念借用项目,而不是居民的主动行动。它从未超出中国“管”的政治文化。

在社区层面,有三个主要机构负责“管”精神疾病患者:社区卫生中心、社区残疾人联合会和社区委员会。这三个机构强调社区控制，而不是整合性。例如，2010 年，当我们在提出社区中的精神疾病患者的问题时，所有人都指出精神疾病患者是如何得到很好的照护的，那时上述机构工作人员必须走访每户有精神疾病患者的家庭，无论花费多少。他们觉得当时的工作吸引了“上层”更多的注意力。“我们知道每一个精神疾病患者和他们每天做的一切”，一位社区医生跟我们说。这种上层驱动的工作方式反映了在层级体制中延续下来的“管”文化。由于不同政府部门之间的分歧，社区最基层的合作经常遇到困难。因此，措施的实施依赖于与街道委员会成员的个人联系。包括对登记的精神疾病患者进行强制性的后续家访等工作通常由社区卫生工作者在社区委员会成员的陪同下进行。在我们的研究过程中，街道委员会成员、社区医生和残疾人联合会的工作人员告诉我们，他们的日常工作充满了“建立档案”和“向计算机系统输入信息，建立数据库，帮助像我们这样来自不同机构的人”。正如一位社区委员会成员告诉我们的：“我们确实每天都很忙。有很多像你们这样的项目来自上面（行政上级部门）。一旦项目来了，我们必须协助分发调查，收集信息，寻找居民（参与者）和填写表格。我们是真正的数据收集者。”此外，尽管他们协助收集数据，但他们从未被告知任何研究项目的结果。对他们来说，“这只是工作的一部分，非常乏味和无聊的一部分”。在不知道项目的设计、目的和结果的情况下，他们感到与所从事的工作格格不入。卫生工作者认为自己是“保姆”，是社会福利的“守门人”，很难从工作中获得任何满足感。一名卫生工作者将她的工作描述为“只是给他们的空药瓶补充药物”。没有满足感，也没有成就感。“因为你知道他们很快会回来的。一旦得了（精神病），就没有治愈的办法了。”

除了来自政府部门的工作之外，社区机构的主要目标是确保每一个严重精神疾病患者都得到很好的"管"(控制)。"尽管我们已经做了所有令人疲惫的工作，比如精神健康教育，后续家访和分发免费药物，但如果有一个精神疾病患者在你的街道里制造任何公共麻烦的案例，你就完了。你将不会通过上级的健康中心的年度评估。"医疗工作者 X 说。因此，当被要求分享一些好的和有问题的案例时，他们总是把不好的案例指向那些亲属不能控制患者并允许他们在街上游荡、被邻居看到和报告的人。好的护理案例则是那些理解政策、保证让患者每周 7 天、每天 24 小时都有人陪的重要性的人。

家庭：作为日常生活的"管"

当回顾《精神卫生法》生效时媒体对精神疾病和精神卫生保健的报道时，一个引人注目的话题反复出现，那就是，需要精神治疗的患者因家人耽误诊治。有两种不同的情况支持这个观察结果。第一，一些家庭害怕受到歧视，宁愿把患者锁在家里，而不是寻求专业帮助。第二，为了摆脱经济负担，一些家庭会拒绝将患者从精神病医院带出来，将其遗弃在机构中。

家庭作为一个道德主体在被不断地构建，被认为对患者的精神健康负有唯一、完全的责任。"让精神疾病患者重返社会"的项目与西方旨在"让患者从家庭重返社会"的"去机构化"运动截然不同。具有讽刺意味的是，家庭因此成为事实上"社会遗弃"(social abandonment)的场所(Biehl 2005)。马志莹(Ma，Zhiying 2014)敏锐地指出，在医疗和法律话语中，家庭是一个不断被建构的照护主体，这一过程是医疗和福利市场化导致的社会照护私有化的结果。我们的发现进一步证实了这种建构在日常的社区生活中，不仅有语言上的存在，而且也有物质上的存在。例如，每当来自街道委员会、卫生保健中心、残疾人联合会或警察局的人说话和工作时，他们总是按照“户”或“家庭”的单位行事。在社会转型时期，在中国重性精神疾病领域，家庭而非个人(Ma 2014)开始作为一个主体出现。2013 年《精神卫生法》最终巩固了家庭的地位，赋予家庭决定将其家庭成员非自愿送往公共机构的权利，特别是对那些被认为对自己有危险的人。

“控制”与“照护”的协商

下面的故事并不意味着“代表”我们访谈或遇到的患者家庭群体，而是提供一系列从田野收集的抵抗形式，可作为个案进行分析。它们展示了家庭成员如何与政府机构协商，以控制换取照护。

故事一：“她听外部权威的话”

当我们问及陈女士她女儿精神崩溃第一次发生的情况时，陈女士泪流满面。她停下来喘口气，继续说：“我女儿 1990 年准备高考的时候，性格突然变了。她晚上睡不着。我们认为她压力太大了。但是她的病情开始恶化。整整一个月，她没有对任何人说一句话。直到那时，我们才意识到出了严重的问题。我们放弃了高考，开始从中医诊所到综合医院寻找可能的治疗方法，直到 1991 年在上海市精神卫生中心，她最终被诊断为精神分裂症。当我们听到结果的时候，感觉天都塌了。”

从那时起，陈女士和她的丈夫承担了照顾女儿的全部责任。对陈女士来说，痛苦随着时间流逝而消退。现在她更担心女儿的未来，因为她自己也变老了,几乎不能做所有要求高的工作。尽管陈女士有一个小儿子,但由于我们前面提到的原因,她不想把女儿交给他。“没有人是可靠的,即使是亲兄弟姐妹。他有自己的生活、妻子和孩子。我怎么能确定她在好人手里呢?”六十多岁的陈女士给我们的印象是一个非常坚定、坚韧和坦率的女人。她非常活跃,积极参与在她居住的社区的各种残疾人活动。她过去常常拉着女儿陪她参加每一次会议,并为她创造与“社会”联系的机会。我们觉得陈女士很配合精神卫生机构的工作,表现出对机构的服从,一直在赞扬残疾人联合会和社区医生。“过去我几乎陪她去过每个公园,打羽毛球。但我现在渐渐老了,再也没有精力自己走那段路了。”她的女儿也比以前更懒了,一直待在家里看电视。然而,陈女士拒绝将女儿送到阳光心园这样的精神卫生机构。她声称,她了解到那些地方有人对精神疾病患者进行性骚扰,在阳光心园的人是蠢笨的。所以“这对我女儿有什么好处”? 和那些“智力障碍”待在一起只会让她更傻。“我女儿不是智障。她需要多和正常人交流。”

焦点小组访谈结束后,陈女士找到我们,鼓励我们进行后续的家庭访问。她一遍又一遍地要求我们通过讲道理告诉她的女儿“需要自己在夏天每天洗澡、洗衣服,帮助父母做饭和洗碗”。“你们是复旦的教授,”她说,“她会听你们的。她听医生的话。她不再听我的了。你是外面的权威,她会听你的。”当我们安排后续的家访时,她仍坚持这一点。

我们所有的家访都是通过街道委员会协调的。对陈女士家的访问由残疾人委员会的助理带领,并由另外两名街道委员会成员陪同,他们为我们拍照,确保他们捕捉到我们与陈女士及其女儿谈话的每个角度。陈女士一直引导着我们和她女儿的谈话。我们觉得很尴尬，不得不扮演一个“外部权威”来教导她的女儿：“需要学会独立，因为你的父母越来越老，不能照顾你一辈子。”我们也鼓励她女儿多参加户外活动。陈女士似乎对我们的言语很满意。然而，我们却觉得被困在一个帮助表演的作秀情境里。当我们在她们家时，女儿看起来很平静，但对谈话不感兴趣。她简单而“正确”地回答了我们提出的所有问题，尤其是关于她的日常药物治疗的问题。但她似乎有点被我们代表她母亲说的那些话激怒了，她说：“我每八天洗一次澡，没有必要每天洗澡。”“电视剧很有趣，我看不出出去的意义。”最后，当陈女士问：“你希望教授们以后再来看你吗?”她很快回答说：“老实说，不!”大家都笑出声来，主要是因为尴尬。表演就此结束了。女儿终于表现出了对我们的真情实感。我们其实是随意的来访者，只是在没有提供任何真正帮助的情况下打扰了她。这个天然舞台上，每个人都有义务为缺席的观众表演，脚本设定为一个好的社会应该知道如何照顾精神疾病患者。通过扮演一个顺从和合作的重性精神疾病患者家庭的角色，陈女士成功地吸引了外部权威人士的注意，以及来自社区、政府、医生以及我们这些外部研究人员的可能的额外援助，同时仍将她的女儿置于机构监控范围之外。

故事二：请愿和直接找上级

如果说陈女士有意将自己的家庭描绘成一个软弱却又肯合作的精神疾病受害者，那么范女士的故事则充满了反抗精神。在我们的焦点小组访谈中，范女士也给我们留下了深刻的印象。她把严重精神疾病称为“精神癌症”，把她亲属所遭受的经历称为“折磨”。她有一个非常健康的女儿和一个42岁有问题的儿子。30年前，由于丈夫工作变动到上海海事局，她从天津搬到了上海。她被分配到退休干部部门，为退休干部服务，因此与陈女士相比，她有更多的社会关系来实现她让“党和政府”为她儿子的疾病负责的资源。她的故事始于对阳光心园因改造而关闭约一个月的抱怨。“他们关闭了一个月，据说改造要持续四个月。我们应该把孩子送到哪里？他们应该暂时借用其他地方。要知道，我们真的很依赖阳光心园。”

当她继续讲述她的故事时，她批评了国家对精神残疾者的劳动政策和精神卫生中心的医疗保健，尽管她承认上海是做得最好的亚洲城市之一。追溯其儿子生病的第一次发作，她回忆到了他高考失利时。“他曾经是学校里最好的学生之一。他非常擅长英语……直到高中三年级，他都是优等生之一……然后他高考失败了。”范女士并没有坚持要求他重考。相反，她设法把儿子送到了上海一家会计学校。1992 年毕业后，他被分配到中国建设银行的一个支行。在他接受这份工作后不久，他开始表现出注意力不集中，不理同事，对服务客户不感兴趣。他的工作表现被归类为“低效率”和“态度恶劣”。1993 年，范女士带着儿子来到上海市精神卫生中心，他被诊断为精神分裂症。范女士说：

> 是个好工作，但单位害了他。领导根本不关心他，他只关心你是否完成了任务。戴上‘帽子’后，我儿子不得不请病假……过去，工作单位不能强迫他们离开。但现在一切都变了。亲属们不得不和单位协商。如果单位同意留下他，他会留下；如果没有同意，他必须离开。银行想骗我签署终止他工作合同的协议。我当然没有接受。”从此，范女士开始了她寻求政府照护的旅程。“我开始向包括市政府在内的有关部门请愿，我直接给市长写信，甚至给中央写信。就这样，我帮儿子留在了他的单位。

范女士为自己的个人抵抗和成功感到自豪。她从一个曾经为之工作的退休干部那里学到了这条路。尽管她对国家政策提出了批评，但她仍然称赞她儿子单位的行长。

> 我真的很感激那位行长。他是人大代表。我儿子生病时，他亲自给我们发了慰问金。不管有多少钱，这都表明他对我们儿子的关心，我们作为亲属非常感激。后来他被提升到中国××银行上海分行工作。但是，他还是人大代表，偶尔我儿子工作有问题的时候我们就去看他。他仍然关心我们。我真心感谢他所做的一切。在他的个人帮助下，银行留下了我的儿子。所以，我们还有单位。我宁愿我的儿子保持与单位的联系，而不是有更直接的社会福利。

在访谈期间范女士一直强调，她的儿子实际上是有单位的这一事实。她将自己的成功归因于“请愿并直接找上级”。在她心目中，上级领导是愿意也应该关心他们的人，而破坏上级领导良苦用心的是官僚主义。

与陈女士不同的是，范女士信任阳光心园，认为它是党和国家关怀照护的化身。这也是她把儿子送到那里的原因。她说：“他喜欢这里，因为这里的所有成员都有被外界歧视的共同经历，而他们不会互相瞧不起。他们学会了相互尊重。尽管每天都有一些小纠纷，但还是相当团结的。”尽管范女士在焦点小组访谈中直言不讳，但她拒绝了我们的家访请求。她对在她所在社区的重度精神疾病患者及其照护者中组织一些活动表现出极大的兴趣。

总之，在第一个案例中，陈女士配合街道委员会的意图，展示他们如何关心“弱势群体”，并设法从街道委员会、残疾人联合会和像我们这样的研究人员那里获得几乎所有可能的财政援助。范女士的第二个案例表明，有时与当权者的直接联系和交锋会发挥作用。通过坚持不懈的请愿（并非没有挫败感），她发展出了一套聪明的策略，既能说服有权有势的官员，又不会冒犯他们，从而帮助她患有精神疾病的儿子。她最终成功地帮助儿子在他以前的工作单位保住了一个职位，从而与工作保持了潜在的“社会联系”，这给了她很大的安全感。以上两个故事都是展示家庭成员如何应付困难的经济和社会形势的成功案例。

作为规训代理行使“管”

家庭作为一个建构的道德主体内化了“管”的理性力量，在实践照护和控制方面很有成效。尽管许多家庭设法抵制政府的权力，并有尊严地生存下来，严重精神疾病患者如何生存的问题仍然存在。对精神疾病患者的观察和与他们的谈话给我们留下了深刻的印象。我们以陈女士的女儿为例来说明这一点。患者令人信服地声称愿意在“社会上”工作，这似乎表明他们对自己的疾病处理得很好。然而，他们的家人经常提醒我们，患者在说“废话”。每当我们建议他们可以出门到外面做些工作时，亲属们总是摇摇头，“他们不正常。你永远不知道什么时候会爆发”。每当我们暗示他们或许能与其他患者形成恋爱关系时，亲属们都会否认，“我们希望如此，但他们是不正常的。这个病不像其他的病”。当我们与其亲属交谈时，我们受到了挑战。与医生不同，他们似乎是疾病的绝对“权威”。在我们看来，他们似乎帮患者做了所有决定。亲属有着家长式立场，他们倾向于相信自己最能代表患者的利益，这时常让我们感到困扰。我们相信他们做任何事情都是出于保护、关心和爱。然而，我们认为，任何照护要发挥作用，就必须“从照护系统促进赋权和独立”(Desjarlais 1995: 43)。

“管”的问题最终指向那些声称受到家庭、政府机构和医疗机构照护或管理的患者。然而，当患者说话时，他们当着亲属、街道委员会成员或卫生工作者的面说话，这似乎迫使他们讲述故事的其他部分而牺牲掉自己的那一部分。每个社会代理人都试图“保护”他们，并确保他们听起来没有精神错乱。有时他们要求患者表演的“常态”要求太过，以致我们只能把它当成一场“表演”(我们实际上希望这是一场表演)。我们记得有一个50多岁的精神分裂症患者，当他在我们的家庭访谈中开始批评现行的教育政策时，他的父母立即转移了话题，告诉我们不要介意他说的话。他80岁的母亲让我们不要相信他说的任何话，“他的脑子有问题，他会骗我们的钱然后逃跑……不要相信他”。这位母亲看起来和听起来都很真诚，这让我们相信他说的确实是废话。我们不是批评父母或任何亲属，他们是家庭中的主要照料者，这项工作比任何人想象的都更具挑战性，尤其是对那些全职照护患者的人而言。我们同情他们。然而，我们不禁要问：在不承认主体的存在或自主性的情况下，一个人能创造这样一个主体吗？大多数患者在很大程度上得到很好的管理，或者至少在医学上得到充分的管理，并且在很大程度上没有表现出任何症状，但是他们仍然被作为“精神分裂症患者”对待。疾病定义、识别所有患者甚至让他们都无差别化了。

在一次对精神分裂症患者的家访中，我们见到了萧中，他在七年前患了精神分裂症。他的父母热情地欢迎我们，并主动与其他委员会成员和我们的两名同事交谈，这使我们能够与萧中本人进行一次尽管简短的相对私人的交谈。他的家属是当地的残疾人联合会为我们挑选的。我们被告知萧中是一个模范患者。他甚至在电视上代表阳光心园的患者发表过讲话。他给我们的印象是一个直言不讳的年轻人。他搬家离开崇明岛后第一次发病。崇明岛是当时上海唯一的郊县。他和他的母亲搬到父亲住的地方并进入一所高中,用他父母的话来说,他们的地位"终于从农村的农民变成了城市人"。他感到新环境的竞争压力,来自农村容易感到局促不安是他受新同学欺凌的一个来源。他觉得自己不如同龄人,直到他第一次崩溃,并开始产生幻觉,认为自己被想伤害他的"坏人"跟踪。然而,痛苦都过去了。他现在已经完全控制住了。他用眼睛看着我们:"你看到我的眼睛了吗。因为我吃的药,它们看起来很呆滞。我的话赶不上我的思路,总是落后一步。"尽管五年来他取得了很多"进步",他还得依靠父母,大部分时间都和阳光心园的其他精神或身体残疾的人在一起。他渴望"到社会上去工作",这清楚地表明他经历了与社会的隔离。即使他是他所在团体在社区中的代表,即使他是模范成员,他也没有归属感。当我们问"你和你父母的关系怎么样?"他带着冷笑回答道:"你怎么看?他们都快 60 岁了,我才 20 多岁。我们没有什么可分享的。代沟。"我们在田野研究中遇到的所有患者都以这样或那样的方式表明,他们与主要照护者(通常是他们的父母)之间存在"鸿沟"。

我们遇到的另一位患者,陈先生,是一名大学生,患有严重的强迫症将近四年。他告诉我们,他已经在精神卫生中心待了半年,甚至接受了电休克治疗。

> 我认为这种疗法实际上不起作用。它只是减轻了我的一些记忆。现在我几乎不记得我被送住院时的任何事情……我能记

得的是，我母亲问医生，他们是否能在我的大脑中进行手术来治愈这种疾病，并尽快治愈我……使用电击是我父母的决定……从我的角度来看这没用。这是要靠你自己[患者]来抑制这种冲动的。现在我做得挺好的。

他没有被机构或家庭抛弃。他的母亲辞去工作，从中国北方搬到上海，在校园附近租了一套小公寓来照顾他。然而，他觉得他的母亲太"管"(关心)他了。与其他人不同，陈先生的生活仍然是高度结构化的——像其他大学生一样上课、休息、考试。然而，他觉得自己被妈妈看着，尤其是在他的饮食方面。陈先生有点超重。但是他告诉我们他住院的时候才 90 公斤。身高 1 米 85 的他，每天只吃三块玉米。现在他常常觉得饿，但他的母亲每天都为他制订严格的饮食计划，试图让他减肥，使他看起来更"正常"。他不得不溜出去吃街头小吃，把垃圾留在公寓大楼外面。我们推动他多谈谈他和他妈妈的关系，这似乎是他很难解释的话题。他保持沉默，最后说："她对我一无所知。我感谢她，但她不理解我。"

写这部分是一个很大的伦理挑战。我们的家访提出了关于家庭和病房、照护和禁闭以及依赖和自主之间的区别的问题。家属当然会尽最大努力给患者洗衣、喂食和洗澡，并尽可能让他们保持活跃，以此来进行"好的照护"。我们不能否认他们作为长期照护者所遭受的社会苦难。他们的牺牲和痛苦是真实存在的。然而，提出以"管"的名义出现的问题也是痛苦的。家属也否认给予他们所照护的人主体性的可能性。这种过度保护的环境最终会增加患者的依赖性，导致他们完全丧失社会功能。当照护者自己失去照护患者的能力时，他们开始求助于社会福利制度，他们希望社会福利制度取代他们为他们患有精神疾病的家人继续提供照护。正如一位报道人所说，重度精神疾病患者，无论通过药物治疗管理得多么好，仍然是一个“废人”。

那么，我们如何理解严重精神疾病患者和他们的残疾状态，以及他们的生活（有时甚至是非常基本的日常活动）如此依赖他人这一显而易见的事实呢？这个问题最终指向自主性和公民身份的文化假设。自主性是《精神卫生法》的思想基础，希望有一天精神疾病患者能够和谐地生活在“社区”中，并作为一个正常的人重返社会。这种精神病学改革旨在回应国际人道主义运动的一股巨大力量，倡导“长期精神疾病患者应获得解放，并能够使用任何公民都可以使用的设施”(Pols 2016：177)。当波尔斯(Pols)和他的团队在荷兰进行关于去机构化的研究时，他们提出了一种对公民身份的新理解——“关系型公民身份”(relational citizenship)，以取代公民身份作为自主个人的传统理解。波尔斯认为，关系型公民身份允许我们关注“社会关系和物质关系，通过这些关系，人们可以协商他们的差异，并建立容纳这些差异的关系”(2016：178)。关系型公民身份没有陷入现代公民身份概念的陷阱，而是帮助我们理解精神疾病患者，他们没有成为完全独立的人，而是需要与他人建立关系，获得社会设施和工作市场才能发挥正常功能。这种方法也可以帮助我们解决患者在日常生活中遇到的最关键的问题，即如何建立社会联系，过上有意义的社会生活。关系型公民身份能否在我国精神卫生保健体系中发挥作用还有待观察。但就目前而言，我们认为，在中国，如果照护者和精神疾病患者之间的关系仍然仅限于“管”，那么建立其他可能的有意义的关系将是徒劳的尝试。

在整篇论文中，我们展示了“管”的政治文化是如何在国家、社会和家庭三个层面上发挥作用的。这样的制度物化了它的对象，映射了中国社会父权制的悠久历史。尽管术语发生了变化，从政治控制到治疗护理和人文治疗（Zhang 2017），但在严重精神疾病领域，“管”的文化没有发生变化。“管”的实施不仅没有消失，反而深入到政府和社区卫生机构。不同之处在于，在政府中行使权力的机构变得更加分散、专业化、官僚化和非个人化。这些特征可能为严重精神疾病患者家庭提供更多的隐藏空间；然而，这也使得找到一个完全负责的人变得更加困难。当“管”的文化不可避免地需要将家庭改造成受控制的主体，同时对病人进行控制时，它对社会的影响甚至比政府机构的影响更深。这关系到严重精神疾病患者作为《精神卫生法》和整个精神病学改革的主体的地位。然而，当一个人被完全剥夺了自主性时，他怎么能成为一个主体呢？

参考文献

Biehl, João. *Vita: Life in a Zone of Social Abandonment*. Berkeley: University of California Press, 2005.

Bray, David. "Building 'Community': New Strategies of Governance in Urban China," In *Economy and Society* 35(4): 530 - 549, 2006.

Brodwin, Paul, and Livia Velpry. "The Practice of Constraint in Psychiatry: Emergent Forms of Care and Control," In *Culture, Medicine and Psychiatry* 38(4): 524 - 526, 2014.

Desjarlais, Robert R. *World Mental Health: Problems, and Priorities in Low-Income Countries*. New York: Oxford University Press, 1995.

Foster, George M. "Community Development and Primary Health Care: Their Conceptual Similarities," In *Medical Anthropology*, 6(3): 183 - 195, 1982.

Foucaullt, Michel. *Psychiatric Power: Lectures at the College de France 1973 - 1974*. Graham Burchell, trans. New York: Picador, 2003.

Friedman, Jack R. "The 'Social Case'," In *Medical Anthropology*

Quarterly 23(4): 375 - 396, 2009.

Kleinman, Arther, and Joan Kleinman. "The Transformation of Everyday Social Experience: What a Mental and Social Health Perspective Reveals about Chinese Communities Under Global and Local Change." In *Culture, Medicine and Psychiatry* 23: 7 - 24, 1999.

Matza, Tomas. "'Good Individualism'? Psychology, Ethics, and Neoliberalism in Postsocialist Russia," In *American Ethnologist* 39(4): 804 - 818, 2012.

Pearson, "Veronica Community and Culture: A Chinese Model of Care for the Mentally Ill," In *International Journal of Social Psychiatry* 38: 163 - 178, 1992;

—— "Families in China: An Undervalued Resource for Mental Health?," In *Journal of Family Therapy* 15: 163 - 185, 1993.

Phillips, Michael R. "Strategies Used by Chinese Families in Coping with Schizophrenia." In D. Davis and S. Hannell, eds. *Chinese Families in the 1980s*. Berkeley: University of California press, 1993;

—— "The Transformation of China's Mental Health Services," *The China Journal* 39: 1 - 36, 1998.

Pols, Jeannette. "Analyzing Social Spaces: Relational Citizenship for Patients Leaving Mental Health Care Institutions," In *Medical Anthropology* 35 (2): 177 - 192, 2016.

Sevigny, Robert, Sheying Chen, and Elaina Y. Chen, "Personal Experience of Schizophrenia and the Role of Danwei: A Case Study in 1990s Beijing," In *Culture, Medicine and Psychiatry* 33: 86 - 111, 123, 2009.

Shen, Yuying. "Community Building and Mental Health in Mid-Life and Older Life: Evidence from China," In *Social Science & Medicine* 107: 209 - 216, 2014.

Wutich, Amber, Alissa Ruth, Alexandra Brewis, and Christopher Boone, "Stigmatized Neighborhoods, Social Bonding, and Health," In *Medical Anthropology Quarterly* 28 (4): 556 - 577, 2014.

Xiang, Yu-Tao, Xin Yu, Gabor S. Ungvari, Edwin H. M. Lee, and Helen F. K. Chiu. "China's National Mental Health Law: A 26-Year Work in Progress," In *The Lancet* 379(9818): 780 - 782, 2012.

Yan, Miu Chung, and Jian Guo Gao. "Social Engineering of Community Building: Examination of Policy Process and Characteristics of Community

Construction in China," In *Community Development Journal* 42(2): 222 - 236, 2007.

Zhang, Li. "Bentuhua: Culturing Psychotherapy in Postsocialist China," In *Culture, Medicine, and Psychiatry* 38(2): 283 - 305, 2014;

——"The Rise of Therapeutic Governing in Postsocialist China," In *Medical Anthropology* 36: 6 - 18, 2017.

马志莹.亲密的生命政治——家庭权责主体与精神卫生立法.思想战线,40(3),2014.

应琛.让康复者顺当回归社会.《新民周刊》,V842: 2015.

图书在版编目（CIP）数据

医学人类学十二论 / 朱剑峰著. — 上海：上海教育出版社，2021.11（2024.4重印）
ISBN 978-7-5720-0971-6

Ⅰ. ①医… Ⅱ. ①朱… Ⅲ. ①医学人类学 - 研究 Ⅳ. ①R31

中国版本图书馆CIP数据核字(2021)第191303号

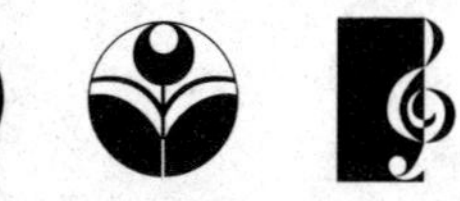
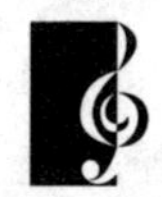

责任编辑 储德天
责任校对 任换迎
封面设计 夏艺堂

YIXUE RENLEIXUE SHIER LUN
医学人类学十二论
朱剑峰 著

出版发行 上海教育出版社有限公司
官　　网 www.seph.com.cn
地　　址 上海市闵行区号景路159弄C座
邮　　编 201101
印　　刷 三河市华东印刷有限公司
开　　本 890 × 1240 1/32 印张 7.5
字　　数 174 千字
版　　次 2021年11月第1版
印　　次 2024年4月第2次印刷
书　　号 ISBN 978-7-5720-0971-6/R·0004
定　　价 68.00 元

如发现质量问题，读者可向本社调换 电话：021-64373213